U0017623

健康的 101 歲

李華林 著

百歲是目前人口成長最快速的年齡層，
如何保持健康，縮短病痛時段，或超越百歲，
是你自己的選擇。

本書由川流基金會與蔣鳳基金會贊助出版

遠流

目錄

第一篇　好長壽

第二篇　暢血流

長壽而健康才有意義

　　李華林博士是一位廣受尊敬的學者。他的這本書《健康的101歲》可以說是一個純正養生的典範。對一個決心追求並繼續保持活躍及旺盛精力的人來說，我認為本書是不可缺少的工具。華林以其敏捷且思慮周密的頭腦，根據科學文献的佐證及本身的經驗，畫出了保持身和心平衡的藍圖。他畢業於國立臺灣大學藥學系，然後在加州大學舊金山獲得藥學博士，這樣的資歷讓我們不能不信任他想法的真實性。他一直強調預防重於治療，這種想法跟目前醫療保健界的看法非常吻合。這本書提供了如何做預防的種種方法，無論是對專業或是非專業的人，都非常可行而且易懂。李博士的書，慎重周全地概述目前很多科學家都認為很有前途性的促進健康的研究方向。

　　在個人的層次來說，是共同的目標把華林和我湊在一起的。我們是一群以臺灣為榮的臺美人，一向致力於提倡和喚起大家對臺灣文化的認知。這個長期努力的成果，已經在2006年以來，成功的表現在加州大學聖地牙哥的臺灣研究節目、臺灣

研究講座系列，以及川流基金會捐贈。若不是華林以慈善家及顧問的身分慷慨的資助以及積極的參與，這些節目就不可能實現。他的慈善和個性對社會造成重要且深遠的影響，他的慷慨睿智以及傑出的領導才能，在臺灣、美國及世界其他角落的臺灣人社區皆蒙其福。

總言之，本書對想要追求健康的101歲的人提供了一個強而有力的信息。我呼籲讀者對李華林博士的遠見給予深度的考慮，從而獲得實質上的好處。長壽而健康的概念才是有意義的想法。這是一本積極性和熱情的書，它可以教導有興趣的讀者，不管在任何年紀，都可以追求身心的健康及幸福。

莊明哲

中央研究院院士、美國國家科學院醫學院士

哈佛大學精神遺傳研究所所長、加州大學總校教授

健康長壽的四大基石

　　李華林博士是臺大醫學院藥學系第一屆畢業生，是一位傑出的「景福校友」（臺大醫學院校友），他畢業後赴美進修，取得藥學博士學位並在事業上發展有成之後，秉持熱愛臺灣的情懷，成立「川流基金會」，然後透過基金會捐款給著名大學，譬如英國的劍橋大學、美國的加州大學等，設立講座或講座教授，鼓勵學有專精的學者進行臺灣研究，讓更多人認識臺灣、了解臺灣。

　　李博士定居美國，心懷臺灣，近年來，他基於對臺灣社會的關懷，將基金會的觸角進一步延伸至一般民眾的健康教育及醫療專業人員的人文教育的推廣。在健康教育方面，他把個人勵行健康生活習慣的經驗及大量閱讀健康書籍的心得，以《健康的 101 歲》（臺北 101，象徵臺灣）為題，撰寫成書，在臺灣出版。在人文教育方面，他捐款在臺大景福基金會成立「李華林醫學人文獎助教師」，鼓勵臺大醫學院教師進行醫學人文領域的教學指導，提升醫療專業人才的人文素養。李博士熱愛

臺灣的高貴情操，重視人才培育的前瞻視野，以及劍及履及的理念實踐，讓我衷心感佩。

健康與長壽是每個人一生的追求，健康長壽的鑰匙掌握在每個人自己的手上，醫學研究呈示：健康長壽的四大基石是合理的飲食、適量的運動、戒煙戒酒、心理平衡，而這四大基石的建構，有賴於自我照顧，選擇健康與永續的生活型態，透過正向與活躍的老化策略，達成身、心、社會和人生意義的生活目標。本書廣泛蒐集具有科學根據的飲食生活習慣法，協助讀者實現樂活老化的理想，邁向健康與長壽。

長壽所體現的應是生命力的強大和高品質的生活，以及內心較高的幸福感。長壽雖然一直被視為人類倫理的正面價值取向，不過，人們在追求長壽時，也需要較好的生命品質，生命時間上的長壽只有與生命品質上的長壽結合起來，才是真正的長壽。老年人應當生理上健康，心理上愉悅，生活上能自理，維持良好的健康狀態，並關懷他人，樂於助人，體現生命的意義與價值，這才是長壽應有的生命品質。相信本書的出版能有助於眾多讀者獲得這樣的生命品質，樂享健康長壽的生活。

謝博生

臺大醫學院前院長、臺大景福基金會董事長

為自己的健康負責

身為醫師兼院長，每天忙碌的看病患又要負責醫院行政工作，對自己的健康往往不注意；但是病患的健康問題又是醫師每天要面對的挑戰，現代人最常見的疾病像是心血管疾病、癌症、憂鬱症或其他慢性疾病帶來的失能、年紀愈大愈多失智的困擾，這些都是醫師每天要忙著向病患或家屬解釋，教育病患如何維持健康的方法，許多病患會請教醫師血壓高、血糖高、膽固醇高怎麼辦？甚至為什麼得癌症？可見要如何健康長壽是大家愈來愈重視的課題！

事實上愈來愈多研究證實，人類健康和個人生活習慣與所處生活環境有密切關係，像飲食、運動、甚至社交活動、宗教信仰、婚姻愛情、人際關係都和健康脫離不了關係，而且大部分的健康因素取決於個人自己是否負責的態度，而不是像許多病患把健康與否丟給醫師或藥物，卻不去照顧自己的健康！所以能否健康長壽取決於自己的態度和行為，這些相關的研究在《健康的101歲》這本書中有很完整和精彩的討論。

　　我很欽佩李華林博士對自己的健康負責的態度，他創作《健康的101歲》這本書內容豐富，蒐集資料齊全，比起醫學專業的醫師所了解有關健康的知識還要充分，而且傳授每位讀者了解自己的健康該如何維護的方法，他不只身體力行希望自己能健康長壽，更樂於和讀者分享健康長壽的理論與實踐。這本書有科學根據也有人性關懷，有歷史典故也有現代化生活必備知識，我希望更多讀者能從中獲得寶藏，故樂於為文推薦。

　　閱讀本書我相信讀者能感受到李華林博士的用心和美意，讓我們大家一起快樂的活過健康的101歲。

陳永興
人權醫師、羅東聖母醫院院長

為自己做最恰當的選擇

　　身為照護全人的家庭醫師，我很榮幸獲邀閱讀初稿，頗感處處和預防醫學相吻合，它確實是一本廣集科學根據，作者自我實踐的生活指南，是適合家庭老幼作參考、討論、汲取的好書。

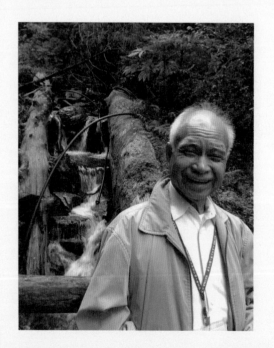

　　書中提到發炎是痊癒的過程，是自我免疫現象。最好少吃藥，也少吃補藥，無補最補。對脂肪酸、膽固醇、新陳代謝症候群和癌症的討論也給人很好的啟發。結論是，好的生活習慣是自己的選擇，要靠自己來創造健康的長

壽。因此讀完本書之後，你會清楚為自己做最恰當的選擇。

　　期盼大家能儘早養成良好的飲食生活習慣，不忘每日的適當運動，保持積極正向的心態，照顧好自己後，才能照顧好別人，進一步回饋社會。不斷以熱情和創意的好奇生趣，保住青春的泉源，日日常新。身心靈的平衡會帶給生命最寶貴的滿足和幸福感。

　　李博士十四年來躬親實踐，反思及博覽養生的書籍。八旬之年，童顏鶴髮，健步如飛，眼睛炯炯有光，笑聲感染周遭，宛若在快樂慶生。幾年來，我們有緣，邀請他到處演講，透過基金會，回饋社會，並廣結善緣。他的那份愛臺灣，愛生命的熱情，令我十分感動。在健康教育的疆場，並肩作戰，盡吾人棉薄之力，甚感欣慰。特撰序推薦本書。

邱義男

北美洲臺灣人醫師協會前總會長

自序

　　這本書書名為《健康的101歲》。101象徵臺灣（臺北101），也意味著超越100歲，但是重點在於健康，唯有健康，長壽才有意義。唯有健康，才會縮短晚年病痛時段（morbidity），不需依賴藥物或儀器以維持生命，也可以減少社會的負擔。健康是個人自己的責任，醫師不能替你做，父母不能替你做，子女也不能替你做。本書綜合我現階段對健康長壽的了解，也是我個人預防疾病、避免治療的生活方式指針。我希望去看醫師是為了請教和商量，而不是為了治療。

　　2001年我與北加州其他約6,000人（全美國、瑞典、香港共有數萬人）、年齡65到80歲以上、志願參加男性骨質疏鬆骨折（The Osteoporotic Fractures in Men）研究的對象（當地由史丹福大學〔Stanford University〕主持）。開始時他們對我的飲食習慣問卷答案的評解使我感到意外和訝異，因為當時自己以為對健康相當了解。他們每三個月發問卷調查跌倒、骨折、服藥、急診、入院等情形；每隔幾年做簡單的體能和骨質密度等測驗。另外也包括兩次睡眠檢驗，每次做一整晚全副武裝

和一整週帶手錶測量。這研究現在還在進行，就要進入第十三年，已經有相當重要的發現，例如骨質疏鬆和跌倒、行動能力、憂鬱等的關係，以及骨質疏鬆在例行身體檢查的重要地位，並且發表了170篇科學論文。

後來看到電視報導加州大學洛杉磯華福德醫師（Roy Walford）卡路里限制和壽命關係的研究──也就是動物減少卡路里攝取量30%可以延長壽命30%，有一段時間我也加入卡路里限制協會（Calorie Restriction Society），閱讀這方面的科學研究報告。

接著又發現鄰近的帕洛奧圖（Palo Alto）圖書館之友會有規模相當大的每個月捐書／賣書活動，變成我每個月必須光顧的地方。我每次購買10本左右，主要是英文，也有些日文、中文和其他語文的書。據說他們一個月銷售一兩萬本，都是靠志工執行。帕洛奧圖是史丹福大學所在地，真是個特別的地方。那裡的人有高度的公益心，有高度的文化水準，愛護自己的社區。

美國公共電視台用以募款的健康節目書籍和影帶我都買了，此外也在Amazon.com購買。每次回到臺灣我也一定到書店看看或購買新出版的健康方面的書籍。數年來，我就這樣收集了相當可觀的健康書籍。從這些書籍和其他報章雜紙，我學到很多知識，應用在日常生活，逐漸形成了我生活習慣的模型。

20世紀末期以來，較現代化國家人口的主要死因是心臟病、癌症、中風。如果把與血管有關的疾病放在一起，就占約45%，算是最大死因（第2章）。因此任何長壽的方法首先必須直接或間接促進血管的健康，否則先死於血管有關疾病就無長壽可言。回頭查閱我自己2007年以來的各種身體檢驗報告，直接的、間接的血管觀察，可以扼要形容我的血管狀態是：(1) 運動時的心臟血液分佈均勻，沒有梗塞（infaract），(2) 頸動脈沒有阻塞，(3) 沒有顯著的腹部大動脈瘤（aneurysm），(4) 血液循環良好（ankle-to-arm pressure index），(5) 血壓正常，(6) 有些血管有硬化和鈣化現象，(7) 血糖、胰島素（insulin）都正常，(8) 不吃藥時膽固醇和低密度脂蛋白（LDL）偏高，但是屬於大顆粒（第5章），(9) 三酸甘油酯／高密度脂蛋白（HDL）比率小於2，(10) ω-6（omega 6）和 ω-3（omega 3）脂肪酸比率都算可以（第4章），所以現時就不吃膽固醇藥，也不吃其他任何藥。

我的血管硬化和鈣化的程度並無詳細資料，因此無法與相同背景的人比較。美國人約10歲就開始血管硬化，所以我這個年齡應該是很平常的現象。要防止再惡化或要逆轉的最好方法是遵守好的生活習慣，例如歐尼斯醫師（Dean Ornish）的方法（第7章）、改良的「我的金字塔」飲食（第9章）和運動（第10章）。沒有藥物或其他方法。

　　波茲醫師（Walter M. Bortz, II）認為隨著年紀增加，一般人的身體每年退化2%，但是照顧良好的退化每年只0.5%（第10章）。我稱前者為「老化」，後者為「加齡」，我們不應該把「年紀增加」和「老化」劃上等號。男性骨質疏鬆研究有簡單的體能測驗，可用以了解自己身體退化的情形。另外自己也可以測量走路速度隨年紀的變化。

　　有人問我什麼時候退休，我想我不會退休，會工作到不能工作。早在還沒有想到健康的長壽的1986年，我創設了川流基金會（The Chuan Lyu Foundation），2010年又設立蔣鳳基金會（Phoeng Foundation），前者取名自父親李有約的父親李川流，後者紀念母親蔣鳳（Phoeng源於Phoenix），兩者的主題都是臺灣，生命；宣揚和研究臺灣，健康和有意義的人生。經由基金會我有機會與很多人合作為共同的理想出力，在此感謝他們的鼓勵和支持。我個人也參與各種社區活動，最近一次是2009年再次出任北加州臺灣同鄉聯合會會長。這些都算是我的社會連接和支持（第11章）。

　　在收集書籍的過程中，有一本書我沒有注意到，是王富民先生贈送的叫《他們為什麼活到99歲》（The Longevity Project，中譯本時報出版），他從史丹福大學回到臺灣大學之後還一直關心我的工作和川流基金會，在此特別感謝。

　　在編寫這本書的過程中承蒙江詩怡女士打字、製圖表，並

查證很多專有名詞的翻譯，完成初稿，使我能接下來，邊學Office軟體，繼續改寫，完稿，深深感謝。

感謝張廷心小姐在她姊姊張廷妘小姐的幫助下，為本書製作了四個圖。張廷心小姐是高中三年級的學生，課餘還上佛立蒙臺灣學校，她和一些同學在老師和家長的協助下在Castro Valley公共圖書館舉辦每月一次的「發現臺灣」節目，介紹臺灣給當地的小朋友已三年，並受圖書館的肯定和支持。川流基金會很高興參與這個節目。林衡哲醫師的鼓勵和協助出版事宜，是本書如期出世的動力。

本書中的度量衡單位，美制和公制並用。下面是簡單的換算數字：

1盎司≒28.4公克；1磅（16盎司）≒455公克

1茶匙（小匙）≒5毫升；1大匙≒15毫升；

1杯（cup）≒250毫升

1吋≒2.54公分；1呎（12吋）≒30.5公分；

1哩（5,280呎）≒1.61公里

前言

　　我們很幸運生在這個時代，有很多關於高齡的健康資訊。從前要活到高齡不容易，只能靠運氣，但是現在已經有充分的知識，可以讓我們擬定一套健康的生活習慣計畫，健康的活到101歲或更高。「健康的101歲」現在可說已經是個人的選擇，而不是靠運氣。

　　1900年時人瑞屈指可數；到了1950年代時，也只有數千人；現在全世界已經有4萬人瑞；到2050年時，估計會有600萬人。100歲是目前成長最快速的年齡。

　　但是很多人不敢想像活到101歲，因為他們心目中的101歲是衰弱、需要被扶持及照顧的老人。事實上，這是個錯誤的觀念。現代科學告訴我們，只要遵循健康的生活習慣，就可以自己控制身體衰退的程度，而活到健康和獨立生活的101歲。

　　如果不遵守健康的生活習慣，身體當然會退化，進而喪失健康，導致肥胖症、糖尿病等。世界衛生組織（WHO）最近指出，人類在歷史上會第一次看到體重過重的人數超過過輕的。事實上這種現象在某些地方已經發生。美國疾病控制中心（

Center for Disease Control）也指出，這一代孩子的平均壽命可能會比上一代短。這是有平均壽命紀錄以來從未發生過的。

1900年時代的人晚年病痛的時段很短，只有1%的時間。如今平均壽命增加了30年，病痛時間也相對的增加到10%。現在65歲以上的美國人有一半患有兩種以上的慢性病，而且罹病的年齡越來越早。

這種現象是不健康的生活習慣所致，是可以避免的。現代的醫療制度以器官分類，太專科化，過分注重疾病症狀（如感染、阻塞、荷爾蒙或營養失調）的診斷與治療，醫師很少對病患的全身健康狀態作綜合性診斷，把治療後的無症狀狀態當做健康（health），而不關心身體實質健康（wellness）和長壽的特性。這只能說是疾病管理（disease care）而不是健康管理（health care）。這種注重症狀診斷與治療的醫療制度——見樹不見林的微觀管理（micromanage）觀念——使健康問題變得太複雜。如果我們把重點放在宏觀管理（macromanage）一個人身體的實質健康，身體自然能維持在高層次的健康狀態。

一個人沒有症狀就是健康嗎？不是的。表面上即使看不出有什麼病徵，身體可能維持在低迷發炎狀態，長此以往，各種慢性病就可能呈現出來。要確定一個人健康的層次不容易，身體狀況不只是生與死或健康與疾病的兩個相對層面，從死到最健康是有很多層次的。

我們可以用身體功能表示健康狀態。波茲醫師[1]指出，當身體功能降到50%時還會生存，也不會嚴重影響日常生活。降到40%也還不會有什麼症狀。但是降到30%時症狀就會開始出現，例如視力模糊、體力軟弱、呼吸困難等等。如果降到20%，就會嚴重影響身體功能，甚至死亡。

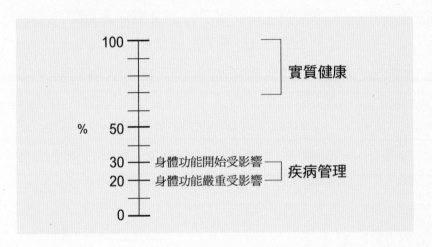

疾病可以說是身體功能降低到接近30%的狀態。健康墮落到這麼低，是飲食生活習慣長期處在惡化的狀態自己卻沒有感覺到所致。一般情形是這時才看醫師，醫師可以診斷疾病，開處方，以免健康狀態墜到谷底，但這只是迴避死亡，身體狀況只能回到大約30%的程度。如果飲食生活習慣不改變，就

1 Bortz, Walter M., MD, *Next Medicine*, p.117, 2011, Oxford University Press, N.Y.

無法達到實質健康。

想達到全身最佳的實質健康狀態，有兩件事要特別注意：

● 沒有慢性發炎

● 血管健康，血液流暢

發炎是因為身體的免疫系統對外來的侵犯發揮治療功能。如果這個功能發揮過度而失去控制，會攻擊自己身體的組織器官，發生所謂的自體免疫性疾病（auto immune disease）。持續不斷的低度發炎會導致很多慢性疾病，如第1型糖尿病、氣喘、關節炎、狼瘡等。

心臟病一直到最近都是歸因於膽固醇使血管硬化所致，但是有的人認為血管發炎才是最基本的原因。膽固醇沉積在血管壁是免疫作用修補血管發炎的後果。C-反應蛋白（C-reactive protein）在血中的濃度會隨著發炎程度升高，可用來預測心臟病的發作。

阿茲海默症（Alzheimer's disease）、巴金森症（Parkinson's disease）等也可能直接或間接與腦部發炎有關。新的、更基本的想法認為所謂的「高齡病」（age-related disease）也是不正常發炎的結果，而不只是年紀增加所致。

免疫系統的作用及發炎的過程和飲食密切相關。ω-6和ω-3脂肪酸產生類20碳酸（eicosanoid），如血栓凝集素（thromboxane）、前列腺素（prostaglandins, PGE，攝護腺素）

、白3烯素（leukotriene）等主導發炎過程。由 ω-6脂肪酸系統的花生4烯酸（arachidonic acid, AA，20碳4烯酸）產生的類20碳酸有很強的發炎性質；由 ω-3脂肪酸系統的20碳5烯酸（eicosapentaenoic acid, EPA）產生的類20碳酸則作用溫和，可以調整 ω-6脂肪酸的發炎作用。我們的身體需要約同量的 ω-6和 ω-3脂肪酸互相制衡，才能維持最佳的健康狀態。

但是現代西方飲食，含有較多的 ω-6脂肪酸，可能有 ω-3脂肪酸的10倍以上，所以身體經常處在發炎狀態。因為不了解這兩種脂肪酸的微妙作用，一般人就把脂肪酸不平衡所引起的疾病當做是年齡增加自然發生、不可避免的現象。事實上，這兩種脂肪酸一旦平衡，身體就不再發炎，恢復健康。

含有充分營養、適合人類的飲食，是經過250萬年舊石器時代演變而來、最接近現代的1萬5千年到4萬年前那時期的飲食。農業革命，尤其是工業革命所發展出來的飲食，很多是不適合人類健康、甚至是有害的。

與飲食一樣重要的健康因素是運動。雖然說是運動，真正的意思是要動，要經常使用身體各個部位，否則就會退化。但是動物的本性是以最小的努力去完成任務，社會的發展趨勢也就是省力、省時的發明，一切都是電動、遙控，即時的、不需勞力的、常坐不動的生活。所以我們必須在日常生活中增加四肢的勞動，多手工，多走路。

　　長壽是健康的生活習慣的結果，因此與一個人的性格有關。人在一生中，會做出無數與健康有關的決定，而個人健康狀態就是這些決定的總和。比較認真盡責、注意細節的人所做的決定，會積極維護健康，不會從事高風險的行為，也會認真執行；相反的，比較樂觀、不認真的人，會忽略健康行為，所以較易發生不測事故，或死於本來可以預防的疾病。

　　除了照顧自己的整體健康，一個人還要有社會連繫，如親戚朋友社區的支持。你要關心別人，幫助別人，而不只是感覺到你有社會聯繫而已。

　　這些個性認真負責的長壽者，一定是健康、獨立、能照顧自己的人。他們的一生，即使老年後，一定能繼續貢獻社會，不會成為負擔；相反的，如果因循西方飲食和生活習慣而不注意健康，則會導致肥胖症、糖尿病等慢性病。現在估計2025年全球的糖尿病患者會增加到4億人，這不但會減少個人一生對社會貢獻的時段，還會造成社會國家無法承受的醫療、經濟負擔。

　　本書廣泛蒐集有科學根據的生活習慣法，讓我們不需靠運氣，活到健康的101歲或更長的有意義的人生。

第一篇

好長壽

第1章 藍色地帶*

我們都希望活得健康和長壽，但是這好像只有在遙遠的、神祕的地方，如香格里拉，才會發生。事實不然，這世界的確存在著一些人瑞密集的地方，本書一開始，就讓我們先看看這些地方有什麼特色。

布維特納先生（Dan Buettner）於2005年首先在《國家地理雜誌》（*National Geographic*）[1-1] 報導世界上三個長壽地帶，又在2008年出版了《藍色地帶》（*The Blue Zones*）[1-2] 一書，描寫世界上四個人瑞密集的地方。這些地方有較多的人到100歲還過著活躍的生活，很少患有慢性病。

布維特納先生把他蒐集的資料加上其他長壽研究結果，用

---

* 比利時人口統計學家（demographer）包連（Michael Poulain）當時在薩丁尼亞建立各縣市「極長壽指數」（extreme longevity index），這個指數是根據出生於1880~1900年的所有人瑞的出生和死亡資料所構成。他把指數高的縣市用藍筆畫圈。「藍色地帶」一詞後來被人口統計學家採用，表示人瑞密集的地區。

1-1 Buettner, Dan and McLain, David, "The secrets of Long Life", *National Geographic*, November, 2005, p.92-27.

1-2 Buettner, Dan, *The Blue Zones*, National Geographic Society, 2008, Washinton, D.C.

以研發實際可行的長壽、健康和幸福的生活習慣和環境。2009年，他在明尼蘇達州的亞伯特李市（Albert Lea）全社區試辦，有效地干預和整合四項市民健康環境，也就是內在的自己（inner self），居住環境（habitat），社會網絡（social network）和社區（community），而得到明顯的效果。接著在2010年和2011年他把這個方法推展到加州的3個和愛荷華州的10個城市，並獲得多家保險公司的支持和合作。

以下我們來看看這四個藍色地帶。

南加州洛馬林達

美國國家衛生研究院（National Institute of Health）贊助的一項長壽研究是1976~1988年間，對南加州的安息日耶穌再臨論者教會（Seventh-Day Adventists）34,182名信徒所進行的飲食生活習慣的研究[1-3]。他們的結論是這教會的信徒比其他加州人長壽4~10年，並把這差異歸功於飲食和信仰。

這個宗教在19世紀成立於密西根州，適逢健康革新（health reform）的風氣盛行及素食者組織化（organized vege-

---

1-3 Fraser, G.E., "Associations between diet and cancer, ischemic heart disease, and all-cause mortality in non-Hispanic white California Seventh-day Adventists", *Am J Clinical Nutrition*, 1999 Sep; 70(3 Suppl): 5325-5385.

tarianism）之時。他們一直鼓吹並實踐健康的生活，認為要健康和長壽，個人需要遵守飲食和運動的好習慣。同時，他們也很注重醫學的科學知識，因而從最忠實的信徒家庭中選擇一名最聰慧的年輕人由教會贊助念醫學。這個人就是約翰‧家樂（John Harvey Kellogg）。他的弟弟威爾（Will Keith Kellogg）後來發明並銷售穀類薄片食品（wheat flakes），是家樂氏公司（Kellogg Company）的濫觴。

這個宗教明文規定，禁止香菸、酒精和《聖經》上認為不潔的食物，例如豬肉。他們也勸禁其他肉類、醇厚的食物（rich food）、含咖啡因飲料，以及刺激性的調味品、香料等。教會創立的初期，他們就認為穀物、水果和蔬菜是創造者賜給他們的食物。

他們的一個重要行事是星期六安息日，一定要休息、上教會、與朋友和家族相聚。各種健康的生活習慣和宗教可以說是他們長壽的基礎。

雖然他們大多不抽菸、不喝酒，但是飲食方面還是有很大的差異。在34,182名參與研究的對象中，有50%完全不吃肉類，或每週只吃一次以下；素食者比非素食者吃較多的番茄、豆類、堅果和水果，但較少攝取咖啡和蛋。

分析結果顯示，每週吃牛肉三次以上的男性比素食者有較高比率的致命性心臟病，每週吃堅果五次以上的男女比吃一次

約翰‧家樂（John Harvey Kellogg, 1852~1943）

醫師、外科醫師、發明家、實質健康（wellness）的推動者。享壽91歲10個月，死於三天的肺炎。

他有無數的成就和發明。他的健康方法是「生物學生活」（biologic living），以穀物為主的素食生活。他極力反對飲酒、香菸、咖啡因、糖、調味品及香料。他也提倡運動、水療、新鮮空氣和陽光、良好姿勢和服裝。他所嘗試的治療方法是不用藥的方法。

他所研發的健康食品包括granola（1877年，燕麥片和玉米粉的混合物）、花生醬、Granose（1894年，穀類薄片食品）、玉米薄片（1897年）、焦糖穀類咖啡（caramel cereal coffee）和保加利亞優格（Bulgarian yogurt）。另外，他也研發了美國第一個肉類替代物、骨質疏鬆藥物Protose、素食肉類替代品（Nuttose）和第一個乳酸菌豆漿（acidophilus soymilk）、其他儀器、日用品等包括30項專利。

威爾‧家樂（Will Keith Kellogg, 1860~1951）

無意中發明了玉米薄片（corn flakes），創立了家樂氏公司（Kellogg Company）和家樂氏基金會（W.K. Kellogg Foundation）。

他的正式教育是小學6年，91歲去世時卻是巨富。他捐獻巨大資產，造福密西根鄉親和世界無數人民。

他的第一份工作是存貨管理員。十多歲時已經是挨家挨

戶的掃帚推銷員。後來到哥哥約翰主管的水療養院（Battle
Creek Sanitarium）工作，負責管帳並管理這家世界知名醫院
的醫療以外的一切工作。他幫助哥哥研發和改進醫院患者所
吃的素食，尤其是麵包替代品。

兄弟倆嘗試煮熟小麥的方法，但都沒有成功。1894年有
一天威爾忘記收拾一鍋煮熟的小麥，因為放置長久後，性質
改變，當他把這些小麥照常用滾輪壓榨處理時，每粒小麥就
變成大薄片，這個麥薄片立即受到病患歡迎，而且出院後還
繼續郵購。

因為約翰對販賣不感興趣，所以威爾自己得負起麥薄片的
銷售。他用他的商業頭腦、行銷技能、刻苦耐勞的個性，使
這新產品繼續成長。1924年擴充到澳洲，在經濟大蕭條時
他反而增加廣告預算，於1938年銷售到英國市場。

他開始以郵購銷售時年僅30歲，46歲成立家樂氏公司，
70歲時設立家樂氏基金會。

他雖然早年就富有，但是從未感到自在，還是過著樸素的
生活。他的兒子們都未因繼承而致富，他說他要兒子成長為
光明正大誠實的人。

他熱心公益、慷慨捐獻，尤其是兒童福利。1934年捐款
6600萬美元給他的家樂氏基金會。他認為幫助他人自助是
最有用的，他一生所表現的同情和關心的作為充分反應他的
信念。他一直為基金會工作到最後，他的墳墓只有一塊簡單
的石碑。

以下的，有顯著保護心臟病的效果，吃全穀物（whole grain）也比白麵包有較低的心臟病風險。

非素食者有顯著高比率的大腸癌和前列腺癌，常吃牛肉者有較高比率的膀胱癌，吃豆類的非素食者有較低比率的大腸癌和胰臟癌。多吃各種水果或水果乾可以降低肺癌、前列腺癌和胰臟癌的罹患。相較於非素食者，素食的安息日耶穌再臨論者也有較低比率的糖尿病、高血壓和風濕症，但不能斷定這是因為不吃肉的結果。

這一群住在南加州洛馬林達（Loma Linda）的安息日耶穌再臨論者，可以說是美國擁有最確切的長壽文化的一群人。

日本琉球

1990 年代，魏利克斯兄弟（Craig & Bradley Willcox）在加拿大多倫多大學（Toronto University）研究營養和健康與老化的關係時，遇到一名琉球來的移民，已經 105 歲了，還過著他故鄉的飲食生活，每天釣魚，讓他 92 歲的妻子感到幸福。從此以後，魏利克斯兄弟開始研究琉球人的長壽因素，終於把心得出版，書名為《琉球計畫》（The Okinawa Program）[1-4]。

1-4 Willcox, Bradley J., Willcox, D. Craig and Suzuki, Makoto, The Okinawa Program, 2001, Clarkson Potter, N.Y.

　　琉球不但有較多的人瑞，而且大多數（80~90％）能獨立生活，相對的，美國和歐洲的人瑞只有約15％的人能獨立生活。但是二次大戰後受到美國飲食文化的影響，琉球的長壽文化就受到威脅。速食文化取代了很多琉球固有的長壽好習慣。現在的琉球人中，55歲以下的男人算是最肥胖的一群，壽命也已經降低到日本人的平均程度了。如**表**1-1所示，長久以來，琉球人是比其他日本人更長壽、更健康的。

表1-1　**各地區的平均壽命和死亡率**（死亡數／100,000人口，1996）

	平均壽命	心臟病	中風	癌症
琉球	81.2	18	35	97
日本	79.9	22	45	106
美國	76.8	100	28	132

　　琉球人的長壽秘訣之一是飲食。琉球長輩的飲食主要是植物性的，例如番薯、豆腐等。苦瓜是很重要的食物，含有抗氧化劑。他們也吃少量的豬肉。大部分人都自己種植蔬菜，也常走路，所以有充分的勞動機會。**表**1-2列出琉球長輩和美國人飲食的比較。

　　琉球的長輩都知道每天早上起床所為何來，因為他們的人

表1-2　琉球長輩和美國人的飲食比較

飲食	琉球長輩（%）	美國人（%）
蔬菜	34	16
穀類	32	11
類黃酮素豐富的食物（如大豆）	12	1
ω-3食物（如魚）	11	1
水果	6	20
肉／蛋	3	29
含鈣食物（如乳製品）	2	23

生都有目的，這就是日文所謂的「生甲斐」（ikigai，生存的意義）。每個人在日常生活中都扮演一定的角色，讓人感到需要你。一個人如果放棄這個角色，就會很快的失去活力，終結人生。

琉球人的另一個特質是「盲愛」（moai）的傳統，鄰居、朋友常常在一起，形成可信賴的社會連結。這個安全網絡提供財務上和精神上的支持給陷入困境的人們，讓他們有無憂無慮的生活。

地中海薩丁尼亞

薩丁尼亞（Sardinia）的多山地區巴巴吉亞（Barbagia）可

以說是義大利、甚至全世界人瑞最密集的地方。有一個2,500人的村莊中就有7位人瑞,相較於此,美國平均5,000人中才有1人。

這個地區的特點是男性人瑞能夠長久地保持健康的活力,是世界其他任何地方的人所不及的。這裡的男性人瑞特別多,男女人瑞比率是1:1,相對於一般的1:4。

在美國的飲食文化到達這裡以前,薩丁尼亞人——大部分是牧羊人和農夫——的飲食很簡單,比一般的地中海飲食更簡樸。1940年代的調查顯示麵包是主食。農夫一大早就帶著一公斤的麵包到田野工作,較富有的人加些乳酪,一般人就只能加些洋蔥、茴香等。晚餐時,全家聚集在一起吃一道蔬菜湯(minestrone),最富有的人加些麵。大部分人家肉類只能每週吃1次或每月2次。

他們雖然屬於地中海文化,但是魚類並不是重要的食物。倒是他們每天喝酒,有的在田野喝,不過大多在晚餐時喝,不會超過1/4瓶。他們的另外兩種長壽食物山羊奶和乳香脂(mastic oil),是否含有特殊的蛋白質和脂肪尚待研究。總之,他們的食物是全穀麵包、豆類、蔬菜、水果、乳香脂。他們傳統的pecorino乳酪來自草飼羊,所以含有 ω-3脂肪酸。

薩丁尼亞人也有很強的家族觀念,因此每個人都受到充分的照顧。每位人瑞都說家族是人生最重要的,是生命的目的。

他們一生都與家族在一起，老年時受照顧，同時也照顧年輕的一代。1880~1900年之間出生的17,865人中，活到100歲以上的有47位男性和44位女性，這種人瑞比率是美國人的30倍，而且男女人數相近。

為什麼薩丁尼亞有這麼多男性人瑞？也許是因為這裡的男人扮演的角色不一樣，他們在日常生活中比較安靜、仁慈和敏感；相反的，女性則比較積極、堅決、強壯。男性的性格似乎比較能夠消除壓力。他們性情乖戾，但是令人喜歡，互相開玩笑。他們意志堅強，有很高的自信心，倔強的個性。這是他們所以能夠在困難的歷史環境中生存的民族性。

薩丁尼亞崎嶇不平的地形不適合大規模的農業，因此幾百年來都是以牧羊為主業。這項工作由男性擔當，沒有壓力，也不是很激烈，但是每天需要走很遠的路程。這裡的女人則留在家裡照顧小孩、修補房子、管理家計、擔心丈夫安危，所以可說是運動較少，但是承受的家庭壓力反而大。這可能是較多男人長壽的原因。

薩丁尼亞沒有養老院，這裡的老人備受尊敬，年輕人對長輩的栽培心懷感恩，所以願意照顧老人來報答。尊老與長壽有關係嗎？可能有，長輩在家裡可以有較好的照顧和家族、社會的連結，他們幫忙做家事、照顧小孩，有成就感和生存的價值感。

哥斯大黎加尼克亞

　　尼克亞（Nicoya）是近年才發現的藍色地帶。這個位於哥斯大黎加西北部尼克亞半島中部地區的人（人口47,000人）比周邊的人長壽。因為爬滿鱷魚的田必斯克河（Tempisque）的隔離，一直到臺灣友誼橋建築完成以前，只能船渡。因此尼克亞人長久以來與其他住民隔離生活，自然而然形成與其他哥斯大黎加人不同的獨特文化。

　　哥斯大黎加的公共衛生是在中美洲各國中最好的，胃癌卻是全世界最高。不過在尼克亞，胃癌罹病率比全國低23%。

　　尼克亞人的飲食是典型的低熱量、低脂肪，以植物為主，富於豆類的食物，每餐幾乎都有玉米薄脆餅（corn tortillas）和大量的熱帶水果，例如甜檸檬（Citrus limetta）、橘子、香蕉等一年四季都可以吃到的水果。在傍晚，他們提早吃清淡的晚餐。

　　尼克亞人瑞一生勤勉，日常樂意做身體的勞動。他們的生活以家庭為中心，細心照顧後代，感受生命的價值和歸屬。對他們來說，有目標的人生是很重要的，他們需要感到對社會有貢獻。除了家庭，社會連結也很重要，這些人瑞常與鄰居和朋友聚集、談笑。

　　近年來，越來越多的美國旅客到風景美麗、有白色沙灘的

尼克亞海岸度假，商業利益也接踵而至，商業化商品和金錢利益有較具規模的生產能力。當地個人謀生的農夫用了全副精力也只能獲得最起碼的生計，哪裡敵得過商業化生產。因為政府沒有用心保護尼克亞人的生活飲食文化，所以這種個人為主的舊文化無法在新而高效率的世界存在，尼克亞的長壽文化也隨著逐漸消失。

第2章 生活習慣和環境

　　不用到第1章所說的藍色地帶，我們一樣可以觀察到長壽的現象。

　　中國人的平均壽命約為73歲，但是廣東人和福建人到了香港、澳門、新加坡後平均壽命就增加到很高的約78~85歲。他們的基因沒有改變，飲食生活習慣和原居地也相差不多，沒有因移居而有很大的改變。同樣的，移民到美國加州的廣東人基因和生活習慣都沒有改變，卻有很高的平均壽命，約為80~85歲。

　　很明顯的，這些地方都有西方現代化的醫療和公共衛生制度是個重要因素。但是還有其他因素嗎？香港、澳門、新加坡都是小城市地區，是不是也有關係？我們將在第9章討論。

　　接下來，讓我們先從一份研究談起。

在加州,亞裔最長壽

　　加州公共政策研究所*(Public Policy Institute of California)的李博士(Helen Lee)和馬可孔維理女士(Shannon McConville)[2-1]發現,加州不同族裔的平均壽命及健康狀況的差異相當大。一般而言,四大族裔中,亞裔的平均壽命最高,西(班牙)裔次之,然後是白裔,非(洲)裔的平均壽命最低。這份報告有關亞裔健康的因素討論於下。

加州四大族裔的平均壽命

　　加州四大族裔的平均壽命如**表2-1**所示:

　　加州人的出生時平均壽命(life expectancy at birth)為:男性75.9歲,女性80.7歲。以族裔來說,亞裔最高:男性80.4歲,女性85.2歲,其次依序為西裔:男性77.5歲,女性83.0歲;白裔:男性75.5歲,女性80.1歲;非裔:男性68.6歲,女性75.0歲。如果能活過25歲,平均壽命還會增加約1~2歲。

　　上述研究指出,影響壽命的主要因素中,社會經濟因素可

---

* 加州公共政策研究所(PPIC)成立於1994年,由William R. Hewlett所捐贈。它對任何公投議案和各級政府的立法不採取立場或支持,也不支持或反對任何政黨或公職候選人。

2-1 Lee, Helen, PhD and McConville, Shannon, "Death in the Golden State", *California Counts*, August, 2007.

表2-1　加州四大族裔的平均壽命

	男		女	
	出生	25歲	出生	25歲
全民	75.9	52.1	80.7	56.6
亞裔	80.4	56.4	85.2	60.9
西裔	77.5	53.7	83.0	58.8
白裔	75.5	51.6	80.1	55.9
非裔	68.6	46.0	75.0	51.5

用教育程度代表。受過大學教育者比高中教育以下者較長壽，尤其以亞裔和西裔最顯著。此外，新移民剛到美國時較健康，但是適應了美國的飲食和常坐不動的習慣後就失去了這個優勢，稱之為移民的弔詭（immigrant paradox）。

女性比男性長壽。這可能是天生的，但她們一生所扮演的角色或許也有影響。

三個主要死因大多發生在年紀較大的人口，尤其是65歲以上，沒有男女或族裔的區別。心臟病和癌症是最大死因（各近30%），不健康的生活習慣，如抽菸、飲食和缺乏運動等因素可預測這些疾病和壽命。80%的心臟病死亡應該可以避免。

報告的作者雖然把亞裔歸為一類，事實上這裡的亞裔應該是日裔和華裔，更正確地說，是日裔和廣東裔。因為亞裔中

只有這兩族裔移民來美較早,其他亞裔移民到美國主要是在1950~1960年以後,所以在2000年時,80歲左右死亡的人應該是日裔和廣東裔,很少有其他亞洲族裔。由於種種原因,事實上也是新移民的通常現象,這兩個族裔並沒有完全與其他美國族裔融合,自成日本城和中國城,在小地區範圍內生活。加州亞裔最長壽,實際上是日裔和廣東裔最長壽。

加州族裔與世界各國平均壽命比較

為了與祖籍國人口的平均壽命比較,筆者在此把加州亞裔人口分為日裔和廣東裔,而且都給以加州亞裔的平均壽命。廣東裔的祖籍國平均壽命則用中國人平均壽命。**表2-2**列出加州各族裔和世界各國的平均壽命,從表中我們可以做以下的一些觀察:

加州白裔的平均壽命與美國人平均壽命幾乎相同。

加州日裔的平均壽命與日本國人的很接近。他們的飲食生活習慣應該相似,而且現代化已久的日本有高水準的醫療和公共衛生政策,與美國和西歐接近。

加州廣東裔、香港、澳門、新加坡人的平均壽命都比中國人高。這些地區主要是廣東和福建的移民,他們還保留著中國人的飲食生活習慣。加州和這三小城市在西方制度下,大概也

表2-2 加州族裔平均壽命與世界各國平均壽命的比較

白人	男	女	亞洲人	男	女
加州亞裔	80.4	85.2	加州日裔	80.4	85.2
冰島	80.2	83.3	加州廣東裔	80.4	85.2
瑞士	79.0	84.2	日本	79.0	86.1
澳洲	78.9	83.6	香港	79.1	85.1
瑞典	78.7	83.0	澳門	78.5	82.8
以色列	78.5	82.8	新加坡	78.0	81.9
西班牙	77.7	84.2	臺灣*	75.9	82.2
加州西裔	77.5	83.0	南韓	75.0	82.5
加拿大	78.3	82.9	越南	72.3	76.2
法國	77.1	84.1	馬來西亞	72.0	76.7
義大利	77.5	83.5	中國	71.3	74.8
紐西蘭	78.2	82.2	印尼	68.7	72.7
挪威	77.8	82.5	泰國	66.5	75.0
奧地利	76.9	82.6	北韓	65.1	69.3
荷蘭	77.5	81.9	巴基斯坦	65.2	65.8
希臘	77.1	81.9	印度	63.2	66.4
比利時	76.5	82.3	寮國	63.0	65.8
英國	77.2	81.6	柬埔寨	57.3	61.9
德國	76.5	82.1			
芬蘭	76.1	82.4			
愛爾蘭	76.5	81.3			
盧森堡	75.7	81.6			
丹麥	76.0	80.6			
美國	75.6	80.8			
加州白裔	75.5	80.1			
葡萄牙	75.0	81.2			
墨西哥	73.7	78.6			
捷克	73.4	79.5			
波蘭	71.3	79.8			
匈牙利	69.2	77.4			
加州非裔	68.6	75.0			
俄羅斯	61.8	72.6			

資料來源：United Nations (2005-2010)。*臺灣資料引自 *Taiwan Health in the Globe*, June 2010.

有現代水準的公共衛生政策吧！其他可能因素將在第9章再討論。

　　其他亞洲國家的平均壽命，如臺灣、南韓稍低，都不如加州日裔和廣東裔；越南、中國、印度等國家相差更遠。這可以解釋為這些國家的公共衛生、醫療制度都不如美國。

　　白人的國家以冰島和瑞士人的平均壽命最長，與加州日裔和廣東裔相近。西歐白人國家的生活水準、公共衛生、醫療設備及營養，應該與美國接近，人種也相似，但平均壽命都比加州白人（和美國人）高。這是不是表示加州白裔的生活習慣並不健康？東歐白人國家的平均壽命一般比加州白裔低，可能是公共衛生、醫療政策及營養較差。生活習慣是否為因素，不能斷定。

　　平均壽命是一種平均值。因為嬰兒死亡率比其他年齡層的死亡率高，所以發展中國家和已發展國家平均年齡所存在之差異，這應該是一個重要的因素。尤其是已發展國家的小孩數目又較少，使二者的差異更顯著。但是已發展國家成人的壽命實際上也提高了，對平均壽命的影響更大。

　　美國人的醫療費用是國內生產毛額（GDP）的約17%，比第二位法國的12%高出許多，卻有較低的平均壽命。

　　美國可以說擁有世界上最好的急性治療系統（acute care system），但是在工業化國家中卻有最壞的治療和預防系統

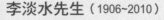

長壽名人堂

李淡水先生（1906~2010）

北加州臺裔。自稱「超級老人」。

年齡過百，眼力、手指都靈活。

他寫信、寄賀卡，總以「超級老人」自稱。在家中是發號施令的權威者；他說的話、做的決定，沒有人可以改變，是個頑固主義者。

1936年帶領全家信耶穌，他帶領全家走天國之路那麼的堅決屹立，不但自己力行，也要他的孩子跟從。

加入國際基甸臺灣分會四十多年；1993年移居加州，每年必定參加不同地點舉行的基甸年會。

1990年發現直腸生肉塊，在腹部開人工肛門，但是1992年又縫合，由自然肛門排便。

居住加州的人生末段裡，非常熱中於照相。他的零用錢大半用在教會奉獻和照相底片。凡是他參加的任何大小聚會，他不會留白，一定會以傻瓜相機捕捉美景，然後忙於沖洗相片分送友人。就這樣他結交了不少朋友，豐富了他的晚年。

2009年不小心在浴室跌倒後，身體就衰弱不得康復，五個月後的2010年2月22日，因呼吸衰竭而過世。（摘自《北加州臺灣長輩會30週年紀念特刊》，第24頁，2012年2月24日。作者為李秀梅女士，李淡水先生之六女）

（treatment & prevention system）。前者應付突發的急性病，如骨折、心臟病發作、中風、開放性傷口（open wounds/laceration）等需要使用藥物及手術做有效的處理，以避免惡化或死亡；後者屬於長期累積，不能以藥物治癒的生活習慣病，如關節炎、癌症、糖尿病、心臟病、肥胖症（obesity）、失智症等。

加州亞裔和臺灣人的主要死因

加州亞裔25歲以上的主要死因和臺灣人的死因，列在**表2-3**作比較。

加州亞裔的死因與其他族裔相似，其三大死因為：(1)心臟病（男性28.8%，女性27.2%），(2)癌症（男性27.5%，女性28%），(3)中風（男性9.5%, 女性12.6%）。三大死因共占全部死因的：男性65.8%，女性67.8%，心臟病與中風二死因共占：男性38.3%，女性39.8%。

其次為：(4)慢性下呼吸道疾病（男性5.0%，女性2.9%），(5)流行性感冒和肺炎（男性4.2%，女性4.2%），(6)糖尿病（男性3.3%，女性3.8%），(7)意外事故（男性3.4%，女性2.6%），共占男性15.9%，女性13.5%。

臺灣人與加州亞裔最大的差異在心臟病和中風，臺灣人比

表2-3 加州亞裔與臺灣人的主要死因比較

死因	加州亞裔				臺灣人 *	
	男		女		男	女
	排名	%	排名	%	%	%
心臟病	1	28.8	2	27.2	11.0	11.3
癌症	2	27.5	1	28.0	29.3	27.0
中風	3	9.5	3	12.6	6.9	7.6
慢性下呼吸道疾病	4	5.0	6	2.9	5.0	2.7
流行性感冒和肺炎	5	4.2	4	4.2	6.2	5.9
意外事故	6	3.4	7	2.6	5.3	3.2
糖尿病	7	3.3	5	3.8	4.9	7.7
自殺	8	1.7			2.6	2.2
腎臟炎	9	1.3	8	1.6	2.4	3.4
主動脈瘤	10	1.1				
慢性肝病及肝硬化	11	0.9	12	0.7	3.8	2.3
他殺	12	0.6				
阿茲海默症	13	0.6	10	1.1		
愛滋病	14	0.3				
高血壓			9	1.6	2.7	4.1
動脈粥樣硬化			17	0.4		
其他		11.7		13.3	22.2	24.5

*臺灣資料來源：衛生福利部統計處「民國101年主要死因分析」，2013年。

加州亞裔低很多。最大死因的癌症則兩者相近。其他死因，如肺炎、意外事故、糖尿病、自殺、腎臟炎、肝病、高血壓等則臺灣人都較高。

筆者把表2-3的加州亞裔和臺灣人的主要死因整理成**表2-4**。

表2-4　加州亞裔與臺灣人的血管有關的死因

死因	加州亞裔		臺灣人	
	男%	女%	男%	女%
心臟病	28.8	27.2	11.0	11.3
中風	9.5	12.6	6.9	7.6
糖尿病	3.3	3.8	4.9	7.7
主動脈瘤	1.1			
高血壓		1.6	2.7	4.1
動脈粥樣硬化症		0.4		
腎臟炎	1.3	1.6	2.4	3.4
小計	44.0	47.2	27.9	34.1
意外事故	3.4	2.6	5.3	3.2
小計	47.4	49.8	33.2	37.3
癌症	27.5	28.0	29.3	27.0
總計	74.9	77.8	62.5	64.3

　　加州亞裔與血管有關的死因，心臟病、中風、糖尿病、主動脈瘤、高血壓、動脈粥樣硬化（atherosclerosis）、腎臟炎合在一起，共占所有死因的：男性44%，女性47.2%；意外事故死因占：男性3.4%，女性2.6%；癌症死因占：男性27.5%，女性28%。這三大類占所有死因：男性74.9%，女性77.8%。

　　雖然臺灣人血管有關的死因顯著的低，血管健康仍然是首要項目。如果能夠找出這重要的差異因素，對預防心臟病和中風會有很大的貢獻。

　　從上面的數字，我們可以作下列的觀察：保養血管，再加上避免意外事故，就可以避免的死因共占：男性47.4%，女性49.8%。臺灣人則共占：男性33.2%，女性37.3%。

　　上面所述是直接與血管有關的死因。如果血管健康，血液可以流暢到全身各處，輸送氧氣和養份，身體會更健康，能降低其他疾病的死亡率。為了健全血管所採用的生活習慣也會使身體更健康，因而再降低其他疾病的死亡率。

　　再加上癌症，共占加州亞裔的死因：男性74.9%，女性77.8%。臺灣人的數字為：男性62.5%，女性64.3%。也就是說我們如果能保護血管健康，避免意外事故，預防癌症，就可除去3/4或2/3以上的死因。如果我們完全消除下面四種疾病，有報告估計各可延長壽命：心臟病10年，中風2年，糖尿病1.4年，癌症3年。

第二篇

暢血流

第3章 血管與一氧化氮

生活和科學的知識，是代代累積傳下來的。當我們看到某些現象，不一定能夠馬上了解，往往要經過很長的時間才被證明和接受。現代科學的研究卻能加速這個過程，產生龐大的資訊，造福人類。

血管功能的知識也不例外，是很多科學家努力的成果。

用炸藥成分治病？

諾貝爾爵士（Alfred Bernhard Nobel）是19世紀卓越的化學家，他曾擁有355種專利，其中有一種是以硝化甘油為主要成分的炸藥，用以開礦、造路及建築等。

液體狀態的硝化甘油並不安定，諾貝爾的弟弟在21歲時就被炸死，所以他添加矽石做為安定劑，就可以放心使用，並獲得專利。他當時已注意到炸藥工廠的工人週一上班時就會頭痛，但是週末在家裡就不再頭痛。這是因為工人吸進硝化甘油

所蒸發的氣體後，血管擴張，增加流向腦部的血液。另外，患心絞痛的工人，在工廠就感到比較舒服，一離開工廠後症狀卻趨惡化。這也一定是硝化甘油蒸汽的作用。

事實上，19世紀末的醫師已經知道小量的硝化甘油可以控制胸部的不舒適，但是無人知道其作用機制。1890年代，諾貝爾本人也罹患心臟病，心絞痛使他臥病在床。醫生開處方藥trinitrin給他服用，事實上那就是硝化甘油。

硝化甘油的作用機制要到1970年代，由穆拉德博士（Ferid Murad）先在維吉尼亞大學（University of Virginia）、後來在史丹福大學發現與鬆弛血管信號的傳達有關。硝化甘油先釋放一氧化氮（nitric oxide，分子式NO）接觸細胞膜的受體（receptor），算是第一信使（messenger），細胞內面因應產生第二信使環單磷酸鳥苷（cyclic guanosine monophosphate, cGMP）以鬆弛血管肌肉細胞。也就是說硝化甘油在人體內釋放一氧化氮，觸發和帶動一系列作用，鬆弛血管細胞。圖3-1顯示這一連串的生理作用。

另外，佛契哥德博士（Robert Furchgott）在紐約州立大學布魯克林（State University of New York, Brooklyn）研究血管收縮現象。他和他的助手通常把血管切開成螺旋片狀，但是有一次他們把血管切成橫斷面，沒有切開，結果血管不但沒有收縮，反而鬆弛。佛契哥德博士因而斷定完整的血管壁一定有血

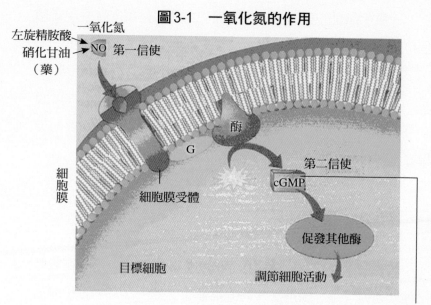

圖3-1　一氧化氮的作用

威而鋼（藥）抑制分解cGMP的酶，延長其作用，也就是幫助延長一氧化氮所引起的鬆弛血管作用，維持血液流入性器官。

管鬆弛因素存在。在不知其構造之前，乃命名為內皮鬆弛素（endothelium-derived relaxing factor, EDRF）。

　　1980年當這項觀察發表後，全球科學家都爭相探究這個因子的化學構造。終於在1986年，在紐約的佛契哥德博士和在加州大學洛杉磯（University of California, Los Angeles）的伊谷那羅博士（Louis Ignarro），分別證明並同時發表這因子就是一氧化氮。

　　一氧化氮是一個很重要的發現。尤其這是第一次發現氣體也可以做細胞信使，而且對心血管的功能有很重要的作用。

　　1998年，佛契哥德、伊谷那羅和穆拉德共享諾貝爾醫學獎。當時的美國心臟協會主席傅司德博士（Valentí Fuster）說：「一氧化氮和其功用的發現，是心血管醫學史上最重要的發現之一。」

長10萬哩的血管內皮

　　血管向來被認為只是輸送血液的被動管道，但是現在我們已經知道血管是一種自主性的重要器官。如果沒有動脈和靜脈負起輸送血液的工作，心臟也只不過是一塊肌肉而已。充滿氧氣和養份的血液，從心臟經由分歧越來越細的動脈送出去，最後經過細小的毛細管到達細胞組織。紅血球把氧氣和養份交出後，收回二氧化碳和廢物，經由靜脈回到心臟和肺臟。血液在此重新補給氧氣後，再次循環。

　　血管是具有生命活力的動態組織。在這循環過程中，隨著身體的需要，健康的血管有能力調控舒張或收縮；而血管的這種能力，就是來自於血管內皮產生一氧化氮。

　　如圖3-2所示，血管細胞層構造中內皮是最裡層，在內膜內面的組織。血管最外面為外膜，有交感神經分佈，中間層為

圖3-2　動脈和靜脈的構造圖

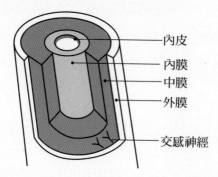

内皮
內膜
中膜
外膜

交感神經

動脈的橫切圖

靜脈的橫切圖

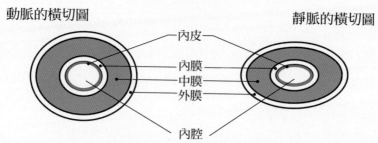

內皮
內膜
中膜
外膜
內腔

中膜，內面為內膜，最內面為內皮。內皮雖然只有一層細胞的厚度，肉眼看不出，卻是人體最大的器官。其長度約為10萬哩，表面積有八個網球場之大，重量約與肝臟相同。

　　血管的重要性和自主性要到1970~80年代才被了解。健康的內皮本身會隨著身體的節奏產生一氧化氮，使血管舒張。一氧化氮的產生受中樞神經、循環中的荷爾蒙、血液流量和身體組織嚴格的控制，只在需要的血管部分釋放；反之，不健康的

內皮就不能有效產生一氧化氮，無法使血管舒張，長久下來血管壁變厚，血液內的物質因而較易黏著在血管壁，累積成複合斑塊或血管硬化。健康的內皮細胞層分泌一氧化氮，使血管滑潤，猶如不沾鍋的鐵氟龍，促進血液流暢，防止血管變厚。

一氧化氮對血管的作用

一氧化氮是身體對心臟病和中風的最強防衛者。1988年英國的蒙卡達（Salvador Moncada）發現內皮所製造的一氧化氮來自胺基酸：左旋精胺酸（L-arginine）。它是一種半必需胺基酸（semi-essential amino acid），我們的身體可以產生，但是也需要自外攝取補充。

一氧化氮有下述的作用，可以促進血管的健康：

- 保持血管柔順和彈性。
- 保持血液流暢，不受阻塞。
- 保持血小板和白血球的平穩，因而避免沾黏在血管壁，緩和斑塊成長和抑制動脈硬化。
- 調整細胞裡的氧化酶，避免過度氧化。
- 減少血管壁肌肉層細胞繁殖和成長，使血管不變厚。
- 可能溶化已形成的斑塊。

我們說運動好處多，其中之一就是對血管的作用：

- 有氧運動有益內皮組織，增進心臟與血管的健康。
- 運動讓血管內血流增加，內皮組織因應製造一氧化氮，促使血管擴張，讓更多的血液通過。
- 運動使血管製造更多一氧化氮合成酶（NO synthase）。
- 運動加強內皮組織之不黏性，長期下來，血液內的白血球等物質越不容易黏在血管壁。
- 運動使血管內徑加大，以適應個人的長期生活習慣。
- 運動能使生理退化所引起的血管老化回復健康。

血暢其流最健康

所以說，健康的關鍵之一，就在於血液可以流暢無阻。日本的橫山泉醫師（Yokoyama Izumi）認為，欲血液流暢無阻，需要健康的血液和健康的血管，兩者缺一不可。以下將他的著作《一週就可生效的血液流暢實踐法》[3-1] 裡的重點摘要如下：

1. 血液的組成

人體血液占體重約8%。例如體重50公斤，則約有4公升

3-1 橫山泉監修，《1週間で効果が出る血液サラサラ実践法》，ワニ文庫，2002年初版，2004年9版。

的血液。

血液的任務是輸送氧氣和養份到體內各部，同時收集廢物，送回肺、肝臟、腎臟處理；它也輸送成長荷爾蒙或性荷爾蒙、消滅病原菌的白血球，同時也有調節體溫的作用。

血液可分為血球的細胞部分和血漿的液體部分。血液有一半以上是血漿，除了血球還溶有鹽份及養份等化學物質，負責輸送體內的主要養份。

血球包括紅血球、白血球和血小板三種。其中，紅血球占99%，形如甜甜圈，血液的紅色來自紅血球內多量含氧血紅素（hemoglobin）。紅血球輸送氧氣和回收二氧化碳，白血球消除侵入體內的細菌或濾過性病毒，血小板的功用則是止血和修補受傷的血管。針頭大的一滴血液含有500萬個紅血球、1萬個白血球和25萬個血小板。

2. 血液的濃度

血液清澈是什麼樣的狀態呢？

通常安靜時的心跳是每分鐘約70下。心臟每拍一下，就向體內各組織送出70~80毫升（ml）的血液。這血液把氧氣和營養送到全身，再把二氧化碳等廢物回收到心臟，整個過程在一分鐘之內完成。

正常狀態的血液濃度不是像水一般的清澈，而是像濃縮

牛奶般有點黏糊的液體。毛細管最細部分的直徑約為6微米（micrometer，毫米〔millimeter〕的千分之一），然而血液卻能夠快速順利的流到毛細管，顯示血液的驚人力量。

血液濃稠則是血液中含有較多的脂肪或糖份。脂肪和糖份都是身體所需要的營養素，但是如果過多，就會留在血液中，使血液變得濃稠。在這種情形下，紅血球的表面會硬化，而難以通過毛細管。其他原因如抽菸和生活壓力也有同樣的後果。

3. 讓血液清澈的生活習慣

(1) 晨起後及睡覺前喝一杯水。

有高血壓和動脈硬化的人，天亮到中午是所謂的「魔的時段」，因為這時段有幾個阻塞血管的條件同時存在著。

晚上睡覺時，我們身體的水份會因蒸發或流汗而消失，而且睡覺時無法補充水份，所以血液漸呈濃稠，增加黏稠性。早晨，血液的濃稠度達到最高點，這時的血壓也比較高。夜間的低血壓隨著清醒開始上升，上午時最高。降低高血壓的藥效到上午也變弱，所以在下次服用藥之前，血壓會趨高。

在這多種不良條件同時存在的所謂「魔的時段」，容易發生血栓、心肌梗塞及腦梗塞等意外。事實上，起床後3~4小時內這些情形發生的機會較多。

應付這種風險最簡單有效的方法就是喝水。睡前喝一些水

，可以預防睡眠時水份不足，緩和早晨血液黏稠度的升高，避免意外發生。雖然睡前喝水可能要半夜上廁所，但是值得。回來上床前要再喝一些水補充。早晨起來後，再喝一些水稀釋血液，養成習慣，就可以減少心肌梗塞或腦梗塞的擔憂。

(2) 洗澡後喝啤酒，好喝但可能致命。

不是任何含有水的東西都有水份補給的作用。啤酒有利尿作用，所以喝啤酒後所排出的尿量，是所喝的 1.5 倍；也就是說，排尿後的血液比喝啤酒前更濃稠，所有酒精類都一樣。喝酒後如果沒有喝充分的水而就寢，血液的濃稠度提高，會有血栓的危險。所以喝酒後，即使不口渴，也應該補給充分的水份才休息。

果汁不能做為補充水份之用。而且如果常喝甜的或高能量的果汁，可能變成肥胖症或引起糖尿病。

當一個人流很多汗時，也會排泄體內的礦物質，所以用礦泉水補充水份是最適當的。但是運動飲料並不適當，因為它不但含有礦物質和維他命，也有糖份，飲用後，會提高血液中的血糖。糖尿病患者要避免運動飲料，普通人喝太多也會導致肥胖。

(3) 口渴、尿色濃是水份補給的信號。

起床後的第一次尿、感冒發燒時或夏天流汗多時，尿色會比較濃。這是體內水份不足的徵兆，也是補充水份的信號，所

以這時候要攝取充足的水份。尤其是炎熱的夏天，很容易陷入脫水狀態。當感到口渴時，血液的濃稠度已經升高了，所以不管口渴不口渴，都要注意水份的補給。高齡者因為適應高溫的能力降低，對口渴的感覺遲鈍，更應該及時喝水。

人體的60%是水份，其中2/3存在於人體的60兆個細胞之中，其餘的1/3則存在細胞外或血液中。所以水份不足時，血液中的水份也會降低，使血液變成濃稠。

通常我們一天經由流汗和尿液排泄約2~2.5公升的水份；食物提供約1公升的水份，其餘的1公升則由飲水彌補。睡前的1杯水、早晨的1杯水、流汗或沐浴後的1杯水，加上三餐後各1杯水，就有1公升。水是維持生命不可缺的，所以一定要養成每天喝1公升水的習慣。

4.「溫浴」和「半身浴」的快適入浴法

(1) 洗澡水溫度以攝氏38~40度較適當，可防止血壓急速上升。

健康的身體可以接受熱的洗澡水，但是對有動脈硬化現象的中高齡人而言，熱洗澡水會造成血壓急速上升，是很危險的，高血壓患者更要特別小心。當皮膚受到刺激時，不管來自熱水或冷水，血壓就會上升。要使血壓不突然上升，洗澡水溫度應在攝氏38~40度。

泡在熱水裡，短時間內能使皮膚的表面溫度上升，但是身體內部的溫度不大會改變；相反的，如果長時間持續的泡在溫水裡，就會使身體內部溫暖，解除肌肉緊張、促進血流。

(2) 熱水浴容易產生血栓。

熱水浴不但提升血壓，還有增加血液黏稠度、減緩血流、促進血小板凝固血液的作用，導致血栓的形成，同時阻止所形成的血栓的溶解。相反的，溫水浴時血栓易於溶解，輕鬆的溫水浴降低緊張、緩和心跳、鬆懈全身、降低血壓。也就是說，熱水浴使血液濃稠，溫水浴使血流順暢。

有人也許會懷疑溫水澡足以溫身嗎？事實上只要有足夠的時間，全身的血流量會繼續增加，也會流汗。有一點要小心，因為溫水浴很舒服，會令人泡太久。如果體內溫度上升2度以上，血小板就容易沾黏在血管，所以溫水浴泡約10分鐘也就夠了。

(3) 推薦「半身浴」。

浴缸有西方型淺的和日本式深的。浴缸的水對身體會產生壓力，深浴缸的水壓較高，淺浴缸的水壓較低，因此對心臟的負擔也較輕。

對健康的人來說，也許水壓可促進血流，但是對高血壓患者，過高的水壓會急增心臟的負擔，因而增加血壓。降低水壓的方法是縮短心臟和水面的距離，因此「半身浴」較適合。

(4) 保持浴室溫暖。

冬天較冷時要先溫暖浴室，如先開蓮蓬頭放熱水，提升浴室溫度，才脫衣入浴。用蓮蓬頭淋浴時也要避免使用太熱的水，因為高溫會刺激交感神經因而增加心跳數，提高緊張度。

(5) 補充水份。

出浴後不要忘記補給水份。入浴時體內的水份因流汗而喪失，使血液濃度增加，所以要補充水或礦泉水。

第4章 ω-6和ω-3脂肪酸

　　事實上，一氧化氮並不是在血管內皮發現的第一個血管擴張因素。早在1976年，英國文恩爵士（Sir John R. Vane）的研究團隊已發表血管能夠製造自己的血管擴張素。他們並且分離和鑑定出這因素就是前列環素（prostacyclin）。血管細胞受到血小板凝結或其他刺激時，它就釋放前列環素，緩和血栓凝集素（thromboxane）的血液凝固作用。

　　血栓凝集素（thromboxane）是1970年代，瑞典的卡羅琳學院（Karolinska Institutet）的韓保（Mato Hamberg）和薩姆威魯遜（Bengt Samuelson）所發現的分子。它是由血液中血小板所產生，可以使血小板凝結，因而命名為血栓凝集素（thromboxane）。血小板凝結在一起是血液凝固的第一步，血小板一旦凝結，線狀的蛋白網就會包圍紅血球，阻止血流。血栓凝集素（thromboxane）是非常不安定的分子，水裡半衰期只有32秒鐘。它使血小板快速凝結，然後又很快的自毀。事實上這個分子先前也已為文恩爵士發現，當時命名為兔子主動

脈收縮物質（rabbit aorta contracting substance）。

　　前列環素、血栓凝集素和其同類物質，統稱為類 20 碳酸。它們和一氧化氮可說都是血管內皮本身自然產生以調整血管、對抗血管疾病的姊妹分子。類 20 碳酸是 ω-6 脂肪酸和 ω-3 脂肪酸所產生的衍生物，可能有數十種，都是作用快速、生命短暫、類似荷爾蒙的分子。它們只在有限的距離範圍內傳達細胞或組織之間的訊息。文恩爵士在 1971 年也發現，阿斯匹靈

長壽名人堂

侯曼博士（Ralph Holman, PhD, 1917~2012）

　　美國國家科學院院士（1981）。是世界上最瞭解不飽和脂肪酸在人體內作用的人，也是最早意識到必需不飽和脂肪酸對人體的健康比膽固醇更重要，第一個發覺美國人攝取極不平衡的 ω-6 和 ω-3 脂肪酸是導致許多慢性病的人。

　　他是第一個分離脂氧合酶（lipoxygenases, LOX）結晶的人。一個重要成就是採用 ω 方法命名不飽和脂肪酸。這個方法使不同長鏈的脂肪酸關係一目了然，不像傳統的方法那樣複雜。

　　他每天吃沙丁魚、魚和蔬菜，所以體內 ω-3 脂肪酸含量很高。他一直都很健康，只需少量的高血壓藥，最後因肺炎併發症去世。

（Aspirin）的功用是阻止環氧合酶（cyclooxygenase, COX）的作用，因而避免這些發炎信使類20碳酸的產生。文恩爵士、柏格斯托洛姆（Sune Bergstrom）與薩姆威魯遜於1982年共享諾貝爾醫學獎。

就在這個時候，丹麥的年輕醫師戴亞博格（Jorn Dyerberg）和他的上司巴恩醫師（Hans Olaf Bang）為了探討格陵蘭（Greenland）的愛斯基摩人（Eskimos）為什麼吃很多肥魚，然而幾乎沒有心臟病的原因，在1970~1978年間，4次到冰天雪地的格陵蘭收集愛斯基摩人的血液和食物做分析。

他們發現愛斯基摩人的紅血球含有高量的 ω-3脂肪酸，20碳5烯酸（EPA）。相對的，丹麥人和住在丹麥的愛斯基摩人卻有很低的20碳5烯酸，但是有很高的花生4烯酸。

後來，文恩爵士發現血小板產生的新的血栓凝集素（thromboxane），血管內壁細胞也產生不同的前列環素（prostacyclin），而且和先前韓保和薩姆威魯遜所發現的同名分子有相反的作用。

戴亞博格醫師和巴恩醫師猜測 ω-3和 ω-6脂肪酸各產生不同作用的類20碳酸，並在試管內證明。後來戴亞博格醫師和文恩爵士合作，並在1978年發表論文說明20碳5烯酸是文恩爵士在1976年所發現新化合物的來源。

發　炎

　　發炎是免疫系統在發揮作用。免疫是一個人生存所必須具備的功能，是人類健康和生存的基石。一個人如果失去免疫力，就像愛滋病病患那樣，即使是很小的感染（infection）也無法克服。

　　當人體受到侵犯時，高度複雜的警衛細胞發出警訊，觸動免疫系統。侵犯者可以是割傷、細菌、寄生蟲、甚至癌細胞。警衛細胞不但當場就發揮防衛作用，同時也向全身發送多種化學信號求援，免疫系統因應送出白血球攻擊侵犯者。這是場激烈的戰爭，主導這場戰爭的化學信使促使受傷處的血管擴張，讓白血球容易抵達。血管的滲透性也同時提高，使血液容易從血管滲出，受侵犯的組織因而呈現紅、腫、熱、痛的發炎症狀。發炎反應的過程圖示如**圖**4-1。

　　主要的化學信使包括很多複雜的 ω-6 和 ω-3 脂肪酸的衍生物，如白3烯素和前列腺素。白3烯素請求派遣並幫助指揮白血球部隊。殺傷要殘忍但是要控制，才不會破壞自己的細胞和組織。前列腺素同時刺激神經，傳達疼痛訊息到腦部，讓你知道身體有不尋常的事情正在發生。這樣你才會知道應該停止正在做的事，否則你就不會知道要把手從火焰中收回來，或是當膝蓋受傷時還繼續跑。

圖4-1　發炎反應的過程

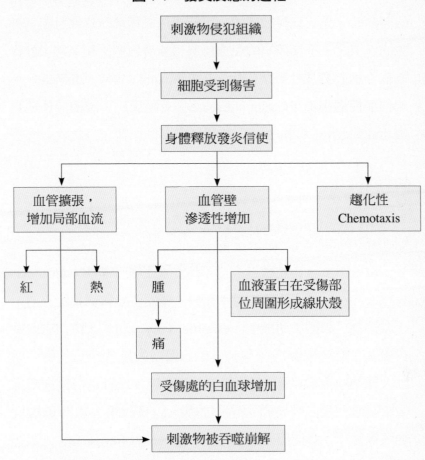

如果戰場周圍的身體組織受到破壞，在正常情形下會自癒恢復。但是有些人因為基因的缺陷或其他因素，對發炎或免疫現象會有特別強烈的反應。如果這個過程強烈且持續太久，會

導致自體免疫性疾病。例如身體免疫反應引起的發炎攻擊自己的關節時,先天就較敏感的人可能會造成慢性、疼痛且損傷外貌的風濕症。不能控制的免疫反應可能導致過敏和氣喘、腸胃系統不順及發炎性腸道疾病(inflammatory bowel disease),如局部性迴腸炎(Crohn's disease,克隆氏病)或潰瘍性結腸炎(ulcerative colitis)。這些都是所謂的自體免疫性疾病的例子。

ω-6和 ω-3脂肪酸的功用

ω-6和 ω-3脂肪酸是高度不飽和脂肪酸(highly unsaturated fatty acid, HUFAs),兩者都是人體需要但自己不能製造,所以稱為「必需脂肪酸」(essential fatty acid)。植物來源是18碳長,動物來源是20碳長。動物需要的是20碳脂肪酸,所以人體必須攝取動物來源的20碳脂肪酸,或者是把植物來源的脂肪酸在體內轉換成20碳脂肪酸。這樣說來,類20碳酸就應該算是「半必需脂肪酸」(semi-essential fatty acid)。ω-6和 ω-3脂肪酸的化學構造顯示在圖4-2。

植物來源的 ω-6脂肪酸主要是亞麻油酸(linoleic acid, LA);ω-3脂肪酸是 α 次亞麻油酸(α -linolenic acid, ALA)。這兩種18碳不飽和脂肪酸在動物和人體內變成20碳不飽和脂

圖4-2 ω-6和 ω-3脂肪酸的化學構造

第一個不飽和鏈從倒數第3個碳（ω-3）開始

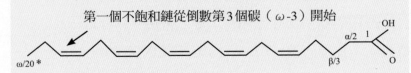

Eicosapentaenoic acid (EPA): 20-carbon omega-3 fatty acid

20:5 ω 3**

第一個不飽和鏈從倒數第6個碳（ω-6）開始

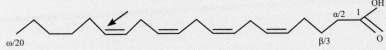

Arachidonic acid (AA): 20-carbon omega-6 fatty acid

ω-6和 ω-3脂肪酸的構造非常相似，兩者都是長鏈（20碳）多元不飽和脂肪酸，但是 ω-3脂肪酸有5個不飽和鏈，ω-6脂肪酸只有4個不飽和鏈。Omega（ω）是希臘文的最後一個字母，在這個構造式中代表最後一個（第20個）碳；ω-3代表第一個不飽和鏈從倒數第3個碳開始，ω-6則是從倒數第6個碳開始。這兩種脂肪酸就如此命名。

這兩種脂肪酸的化學構造雖然這麼相似，但是在動物體內的作用卻完全相反。ω-3脂肪酸存在於深海魚及植物綠葉中，ω-6脂肪酸則存在於植物種子及植物油裡。

*希臘字母從 α、β、γ 開始，所以化學構造中，碳的位置從前面算時就用 α、β、γ 或1、2、3，最後一個碳就用 ω 代表。

**20:5ω3代表20個碳，5個不飽和鏈，從倒數第3個碳開始。

肪酸；ω-6 脂肪酸是花生 4 烯酸；ω-3 脂肪酸是 20 碳 5 烯酸和 22 碳 6 烯酸（docosahexaenoic acid, DHA）。

20 碳的脂肪酸在體內經由環氧合酶（cyclooxygenases, COX）、脂氧合酶（lipoxygenases, LOX）的媒介，產生一系列的類 20 碳酸，共有數十種化合物，主要如前列腺素、血栓凝集素、白 3 烯素，其他還有 lipoxins、羥化脂肪酸（hydroxylated fatty acid）、resolvins 等。

ω-6 和 ω-3 脂肪酸為必需脂肪酸的事實，各在 1960 年代（ω-6）和 1980 年代（ω-3）才被認知。1985 年科學家開始尋找 ω-6 和 ω-3 脂肪酸的不平衡和多種疾病之間的關聯，並開始懷疑西方國家的食品供應是否有礙健康。

當一個人受傷或受外來侵犯時，身體的防衛是由屬於 ω-6 和 ω-3 脂肪酸的類 20 碳酸主導，經過發炎，而至痊癒。但是防衛反應過分強烈或發炎反應持續發生，就會傷害自己身體組織，導致很多不同器官系統的疾病。ω-3 系的類 20 碳酸發炎性質較溫和，可以陰陽調整 ω-6 系類 20 碳酸的作用。當 ω-6：ω-3 處於約 4：1 到 2：1 的平衡時，就能促進身體最高的健康狀態。如果兩者不平衡，身體就有問題了。這不平衡所引起的發炎作用是很多疾病的根源，如心臟病、糖尿病、胰島素抗性（insulin resistance）、憂鬱症（depression）、視力不清等狀況，風濕症、氣喘病、癌症和阿茲海默症等也可能有關連。

長壽名人堂

卡樂蒙女士（Jeanne Louise Calment, 1875~1997）

法國人，世界上有紀錄以來壽命最長的人。經過多種科學方法求證，證明她活了 122 年又 164 日（等於 44,724 日）。她家族的壽命：父：93 歲，母：86 歲，兄：97 歲，女兒：35 歲（死於肺炎），孫子：36 歲（死於摩托車事故），丈夫（祖伯父之孫）：74 歲。

因為丈夫富有，她不需工作，生活輕鬆，喜歡打網球、騎腳踏車、游泳、滾輪溜冰、鋼琴及歌劇。85 歲開始學劍術，100 歲還騎腳踏車，獨立生活到 110 歲，因為煮飯發生火災，被送到養老院。

住進養老院後，她的健康情形仍然良好。到 114 歲又 11 個月時，還能自己走路，後來跌倒。115 歲時接受腰骨手術成功，是最老的手術病患紀錄。此後她需要輪椅，但是仍然健談。到 122 歲生日還常會見訪客，這時健康已不如從前，所以就過著安靜的日子。五個月之後過世。

她晚年能持續活躍是因為受注目，一旦不受注目，也就失去了活力。

她把長壽和相對年輕的外表歸功於橄欖油。她把橄欖油摻在每種食物中，也擦在皮膚上。她抽菸抽到 117 歲，然後 118 歲又開始。她說任何人除非活到她這樣的年紀，否則沒有資格叫她不抽菸。但最後還是不能抽菸，因為她點菸時已經看不見火柴的火。

　　ω-6和ω-3脂肪酸在人體內，除了製造類似荷爾蒙的細胞訊息分子（cell signaling molecules）──類20碳酸──扮演上述免疫系統發炎作用外，也是細胞膜構造的一種成分。兩個脂肪酸、一個無機磷酸（phosphoric acid）和甘油結合成磷脂（phospholipid），具有親水和親脂肪（拒水）的兩端。雙層（bi-layer）的磷脂構成細胞膜，親水的磷酸各向細胞外面和內面，把親脂肪的脂肪酸包圍在中間，如圖4-3所示。

　　磷脂的脂肪酸不可以兩個都是飽和的，因為它在人的體溫下是固體，會使細胞膜缺乏伸縮性或流暢性（flexibility or liquidity）。因此細胞膜的磷脂通常含有一個飽和脂肪酸和一個不飽和脂肪酸。只有腦和眼睛的細胞膜是例外，由兩個不飽和脂肪酸構成，如此可以有較高的流暢性。細胞膜內外兩邊是生命活動很活躍的地方，例如無機離子（ions）必須通過細胞膜，酶需要在那裡移動，而且常常要快速的移動。細胞膜本身也是個非常忙碌的地方，擠滿了蛋白質在那裡作用，如圖4-4所示。

ω-6和ω-3脂肪酸與心血管疾病

　　ω-3脂肪酸對心血管有強力的保護作用。它可以安定心跳、保持血管彈性、降低血液的脂肪、使血流順暢、甚至防止猝

圖4-3　A磷脂構造／B細胞膜的雙層（bi-layer）磷脂構造

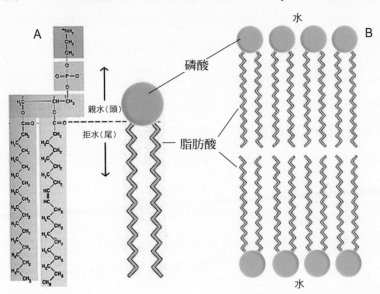

圖4-4　細胞膜構造

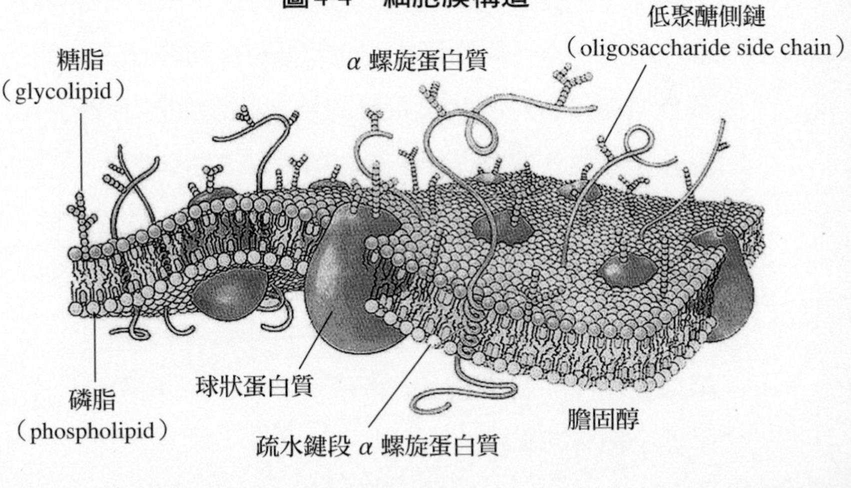

死（sudden death）。

　　人體在正常的生活中會受到細小的傷害，血管也不例外。例如高血壓的壓力、不良飲食、香菸、毒物等都會傷害血管。為了修復傷害，受傷處會發生救援信號，並引起一連串發炎反應，造成斑塊（plaque）。其核心部分有不尋常的膽固醇和免疫細胞淤積，外面包圍著一層厚殼（tough cap），也就是痂（scale），這就是血管硬化的開始。最後斑塊變大，使血管狹窄，甚至於完全阻塞，導致心臟病。

　　前面已說過發炎的主導屬於 ω-6脂肪酸的類20碳酸，這些半荷爾蒙物質另外也會增加血小板的凝結，產生血栓症（thrombosis）。如果血栓（thrombus）夠大，血流會受到阻擋，引起心臟病。相對的，ω-3脂肪酸的類20碳酸有緩和的作用，可以調整 ω-6脂肪酸的類20碳酸的發炎作用，促使血管舒張，血流增加。ω-3脂肪酸對心血管還有下面的好處：

- 降低血壓。ω-6脂肪酸系統的類20碳酸血栓凝集素A2有強力的血管收縮作用。相對的，ω-3脂肪酸系統的血栓凝集素A3則鬆弛血管，抵消A2的作用，降低血壓。血管已經狹窄的人，如果A2升高會使血管突然收縮，因而提高心臟病或中風的危險。

- 降低心因性猝死（cardiac sudden death）的風險。

- 降低心臟病的風險。

● 降低凝血的風險。

圖4-5顯示 ω-6和 ω-3類20碳酸的生理互相平衡作用。

ω-6和 ω-3脂肪酸產生類20碳酸的過程,需要環氧合酶(COX)和脂氧合酶(LOX)的催化,如**圖**4-6所示。這些酶是 ω-6和 ω-3脂肪酸產生發炎信使類20碳酸所必需的媒介。

非類固醇消炎藥

太多的 ω-6脂肪酸產生過多的 ω-6類20碳酸,就會產生高度的發炎,如果沒有足夠的 ω-3脂肪酸產生類20碳酸來調節,就會引起很多疾病,如上所述。在這種情形下,通常採用藥物治療方法,抑制產生類20碳酸的酶,也就是環氧合酶和脂氧合酶。以下是幾種主要的非類固醇消炎藥(nonsteroidal anti-inflammatory drugs, NSAIDs)。

1. 環氧合酶抑制劑

阿斯匹靈、Ibuprofen和Naproxen是這類的代表性藥物。

1990年代科學家發現環氧合酶有兩種。環氧合酶1(COX-1)與維持身體正常的生理作用,如保持胃內壁的厚度有關。環氧合酶2(COX-2)與疼痛和發炎有關。阿斯匹靈對這兩種酶都會抑制,並沒有選擇性。也就是說阿斯匹靈止痛和消

圖4-5　ω-6和ω-3脂肪酸的平衡作用

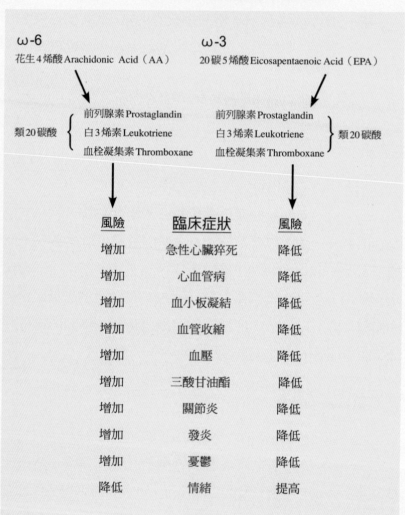

資料來源：Stoll, Andrew L., MD, *The Omega-3 Connection*, 2001, Simon & Schuster, NY.

圖4-6　必需脂肪酸和發炎

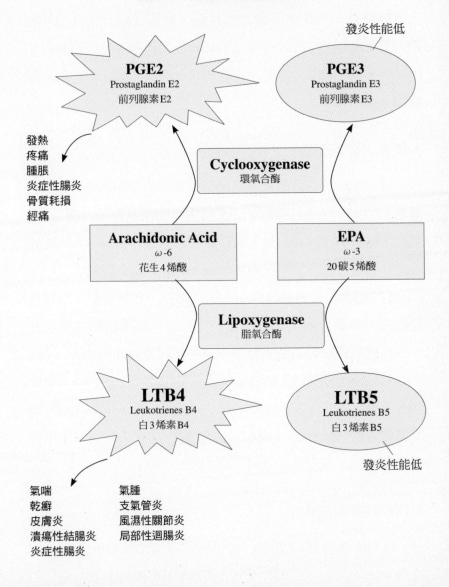

炎,也妨礙COX-1有關的功能,使胃壁受傷,甚至流血。

製藥公司為此花了龐大的經費,研發比較有選擇性的藥物,只抑制COX-2酶而不影響COX-1。這種藥物就是Vioxx和Celebrex。可惜後來發現這些藥物有更嚴重的副作用,如心臟病和中風。

2. 脂氧合酶抑制劑

另一類的消炎藥是脂氧合酶抑制劑。白3烯素是 ω-6脂肪酸產生的另一種發炎信使。這裡所需要的酶是脂氧合酶。白3烯素系物質初發現時稱為「慢性作用的過敏性物質」,它的作用比氣喘發炎主要信使組織胺(histamine)強千倍。

白3烯素是很多發炎疾病的關鍵物質,包括氣喘、局部性迴腸炎(克隆氏症)、心臟病和風濕症。為了控制這些症狀,西方醫學使用抑制脂氧合酶的藥物,如Singulair和Accolate,但是也只能抑制白3烯素系物質所引起的一部分疾病,藥效有時候不一定很理想。可是單單Singulair,曾經一年內銷售20億美元之多。一些消炎藥和 ω-3脂肪酸對生理過程的作用整理在**表4-1**。

3. 阿斯匹靈的副作用

服用阿斯匹靈以預防心血管病的方法已廣被接受,過去

表4-1　消炎藥和 ω-3脂肪酸（魚油）的作用

	COX 抑制劑		LOX 抑制劑	類固醇	ω-3（魚油）
受抑制的生理過程	抑制 COX-1 & COX-2	抑制 COX-2	氣喘藥	—	
	Aspirin Ibuprofen Naproxen	Vioxx Celebrex	Zyflo Accolate Singulair	Corticosteroids	ω-3 脂肪酸
COX-1酶（發炎）	抑制	—	—	—	緩衝
COX-2酶（發炎）	抑制	抑制	—	—	緩衝
LOX酶（發炎）	無作用	無作用	抑制	—	緩衝
ω-6釋放（從細胞膜）	—	—	—	抑制	減少
細胞激素（cytokine）	增加	—	—	—	減少
血壓	提高	提高	—	提高	降低
血液凝固	降低	增加	—	—	降低
基因（發炎）	—	—	—	—	關閉
副作用	胃潰瘍和出血 腎衰竭 貧血 肝衰竭 氣喘	心臟	胃痛 作嘔	體重增加 糖尿病 骨質疏鬆 白內障 感染風險 胃潰瘍	
附帶健康益處	阿斯匹靈 有益心臟	降低 腸癌	—	—	有益心臟、情緒、癌症及其他

二十年來，美國已經約有5000萬人開始使用。它的副作用是胃刺激、胃出血、耳鳴、過敏等，即使是小劑量也難免。美國估計每年有10萬以上的人因阿斯匹靈所引起的嚴重胃腸病而入院，甚至死亡。因此健康的人不應該為預防心血管病而隨便服用阿斯匹靈，應先與醫師商討。

平衡是健康的原動力

上述這些藥物可以短期減輕症狀，但是並沒有解決根本的肇因，而且有副作用，如果經常使用有害身體。但是目前尚無完善的治療藥物，唯一且最好的方法，是維持 ω-6 和 ω-3 脂肪酸比率的平衡。適量的 ω-6 脂肪酸是需要，而且是健康的，但是如果太多反而有害。提高EPA和DHA等 ω-3 脂肪酸系的類20碳酸，可以調和 ω-6 脂肪酸系荷爾蒙所引起的毒性、鬱悶及疾病的作用。

細胞需要有適當且平衡的脂肪酸，使細胞膜有恰好的流動性。這樣，受體、離子通道（ion channels）和其他細胞膜的細胞信號分子才能正常作用。因為不了解現代文化產生了缺乏 ω-3 脂肪酸的飲食，我們於是把不平衡飲食所引起的廣泛疾病視為年紀增加的自然現象。但是過去數十年的研究已經讓我們知道，ω-3 脂肪酸的缺乏才是使我們身處在這些現代疾病風險

的真正面目。

美國人飲食中 ω-6脂肪酸和 ω-3脂肪酸的比率可能高到 20：1。這樣的比率大大的擾亂體內的生化系統、影響情緒、日常生活壓力的處理能力和身體幾乎所有系統的健康。外表看起來很健康的人，體內可能有不同量的 ω-6脂肪酸。

人體內高度不飽和脂肪酸中 ω-6脂肪酸的含量與心臟病死亡率似有關連，如**表4-2**所示。

表4-2　人體不飽和脂肪酸中 ω-6含量與心臟病的關係

國家	ω-6脂肪酸含量	心臟病死亡人數（每10萬人）
美國	78%	200
地中海國家	58%	90
日本	47%	50

這麼多的 ω-6脂肪酸到底是哪裡來的呢？讓我們接著探討人類飲食的演變。

人類飲食：從舊石器到農業、工業時代

人類與黑猩猩大約在400萬年前分歧，但是二者的基因到現在還只有不到1%的差異。基因隨時間的變化是很少、很慢

的。現代人的基因可以說和400萬年前的祖先幾乎一樣。同樣的，人類的飲食長久以來也很少有變化，各種動物都有固定的生活方式，不易改變。人類的飲食一直是採集野生的水果和植物、葉、根，都是富於微量營養素（micronutrient）和纖維。

演化適應的原則告訴我們，能夠維持數百萬年的飲食必定是最適合人類的方式。但是從約1萬年前，尤其是近數百年來人類的飲食有重大的改變。1萬年前的農業革命，使穀類、家畜及乳製品變成人類的主要飲食。在這之前的舊石器時代（一直到約1萬5千年到4萬年前），人類還是以狩獵／採集（hunter-gather）為主的飲食，主要是魚／肉、和蔬菜／水果兩大類，而且都是野生的。

農業革命引起的變化打斷了飲食和基因的平衡，人類無法適應新的食物。約兩百年前，工業革命帶來新的食品工業，徹底改變了人類飲食的本質。

在1800年代，大多數的世界人口都住在鄉下地區。但是到了2000年，現代化國家人口有大約76%集中在都市。未工業化國家的主要飲食是未加工過的穀物和豆類，較少肉類，因為前者較便宜，而且不像肉類那樣容易腐壞。工業化國家的城市，有冷凍儲藏和運輸的設施，反而使容易腐壞的食物，如卵、魚、肉較便宜，新鮮的水果、蔬菜及豆類價格較貴。這種變化再影響食品工業發展出新的不需要冷藏也能耐久儲存的食品

，但過程中卻除去了食物中重要的營養素。

我們都知道魚肉比豬肉容易腐壞、豬肉比牛肉容易腐壞，這是因為魚肉含有較多的不飽和脂肪酸，而牛肉所含的不飽和脂肪酸最少又有最多的飽和脂肪酸。不飽和脂肪酸遇到空氣會氧化，這就是腐壞。為了避免腐壞，我們可以把肉包起來與空氣隔絕，或是冰凍。

另外一個避免腐壞的方法是使用不飽和脂肪酸含量較少的原料，甚至去除所有的不飽和脂肪酸。這個去除方法就是部分或全部氫化（hydrogenate）。氫化是把不飽和鏈變成飽和鏈的方法，在1903年由德國化學家諾曼（Wilhelm Norman）所發明。1911年寶鹼公司（Procter & Gamble）推出新產品叫Crisco，是把植物油部分氫化成固體的脂肪，用以代替奶油。當時正值第一次世界大戰，需要低廉的奶油替代品。部分氫化的植物油不但是奶油替代品，也是很多食品加工產品的成分，例如氫化油用以使糕餅鬆脆。20世紀初期美國人平均消耗的氫化植物油約為每人每年1磅，現在已經增加到6磅。

1950年代的研究顯示，以多元不飽和脂肪酸取代飽和脂肪酸，會降低血液中的膽固醇。但是當時對ω-3脂肪酸尚不了解，所推薦的植物油都有很高的ω-6脂肪酸含量。食品工業馬上跳進這股趨勢，大力推銷飽和脂肪酸含量較低的食品。但是這些產品都用ω-6脂肪酸含量高的植物油，而且很多是

部分氫化的油。當時的知識和觀念，認為氫化油是飽和油的健康替代品，連速食店都以氫化油取代牛油為油炸油。

植物油氫化的過程會產生反式脂肪酸（trans fatty acid），也會破壞 ω-3 脂肪酸。為了解決反式脂肪酸的問題，食品工業現在使用新品種的大豆，含有高 ω-6 脂肪酸，幾乎沒有 ω-3 脂肪酸。而大豆油是美國用量最大的植物油。

20 世紀以前，美國肉牛都是草飼的，牛在野外吃含有 ω-3 脂肪酸的綠草，四、五年後才屠宰。但是今日的肉牛和其他家畜，都只算是長肉的機器。小牛在飼養場裡吃玉米和穀類等高 ω-6 脂肪酸含量為主的飼料，才一年就可以屠宰。結果是今日的牛肉不含 ω-3 脂肪酸，但是含有 ω-6 脂肪酸和飽和脂肪酸。人工飼養的雞、豬、羊、魚，也都有同樣的脂肪含量；雞蛋、奶製品因而也有相同的現象。

遠低於國際的美國標準

醫學研究所（The Institute of Medicine, IOM）是屬於美國國家科學院（National Academy of Science）的組織，它推薦以科學為根據的營養飲食。IOM 在 2005 年的報告《營養素參考攝取量》（*Dietary Reference Intakes*）裡不但沒有設定平衡 ω-6 和 ω-3 的標準，還允許很高的 ω-6 和很低的 ω-3。這份

報告因此受到批評，因為他們所採用的 ω-3需要量是美國人目前攝取量的中間值，等於說維持現狀就可以了。

這份推薦報告和2000年國際組織和學者專家所發表的標準相差太遠，例如IOM推薦每天攝取130~260毫克的長鏈 ω-3脂肪酸（EPA和DHA），但是國際脂肪酸與脂肪研究協會（International Society for the Study of Fatty Acids and Lipids, ISSFAL）的推薦量是650毫克，為美國的好幾倍。IOM並沒有設 ω-6亞麻油酸（linoleic acid）的上限，但它推薦的量幾乎是國際組織的4倍，是每天11~16公克。ω-3次亞麻油酸的推薦量為1.1~1.6公克。換句話說，這份報告可能會讓美國人攝取 ω-6和 ω-3比率高到17：1。

2006年有一群美國的科學家下結論，認為美國人的 ω-6攝取量太高，所以必須提高 ω-3（EPA和DHA）的攝取量到每天3,700毫克才能預防疾病，維持健康。

測量血液中 ω-6和 ω-3脂肪酸含量

那如何知道體內的 ω-3濃度呢？目前已經有數種測量方法，有的用紅血球、有的用血漿、有的用血漿裡的磷脂測量身體裡面的EPA和DHA含量。但是各種不同方法所得到的數據不一定一致，從不同實驗室得到的結果也不一定可以互相比較

。下面是3種常見的脂肪酸指數。

(1) ω-3指數（ω-3 index）：紅血球細胞膜脂肪酸中的 ω-3脂肪酸，即EPA和DHA含量相對於總脂肪酸的百分比。這數字與心臟細胞膜的數字很相似。最好在8%以上。

(2) 發炎指數（inflammatory index）：紅血球裡的花生4烯酸和20碳5烯酸（EPA）的比率。最好是1。

(3) 脂肪酸比率（fatty acids ratio）：紅血球裡的全部 ω-6和全部 ω-3脂肪酸的比率。最好是1.5~2。

飲食對血管的影響

血管內皮對食物非常敏感。即使是健康的內皮，一餐速食後，內皮就無法正常運作達數小時之久。如果經常吃不健康的食物，就可能會傷害你的血管。相反的，如果你吃的是健康的食物，血管就可以回復和維持健康狀態。

當你吃了脂肪後，內皮只看到脂肪，依所吃的脂肪而異。例如薯條帶來的是飽和脂肪和反式脂肪；堅果帶來的是單元不飽和脂肪，還可能有油溶性維他命等。不像碳水化合物和蛋白質，脂肪是巨量營養素（macronutrient）中唯一原有脂肪酸化學構造不被分解而吸收的。這些脂肪酸對身體機能的影響很大，如果你吃的主要是 ω-6脂肪酸，那身體內也會有很多 ω-6

脂肪酸，當然細胞膜也有很多 ω-6脂肪酸。相反的，如果你吃較多的 ω-3脂肪酸、較少的 ω-6脂肪酸，那身體功能和細胞組織也同樣會反應這事實。

當你吃了碳水化合物，如白飯或麵包，血管內皮只看到葡萄糖，但是吃水果或蔬菜時，除了葡萄糖，還看到對心臟有益的養份，如維他命、纖維、抗氧化劑、植物性化合物等。

當你吃蛋白質時，內皮看到的是不同的胺基酸，依蛋白質而異。例如麥香堡（Big Mac）有較多的甲硫氨酸（methionine），會變成可傷害血管內皮的高半胱胺酸（homocysteine），還有飽和脂肪酸。如果吃的是大豆，就會有各種胺基酸和較多有益血管的左旋精胺酸（L-arginine），以及其他植物性化合物。

第 5 章 血管與膽固醇

季斯博士（Ancel Keys）生於1904年，在舊金山長大，活到100歲，也是史丹福大學特曼研究對象之一（參照第11章）。他獲得英國劍橋大學的生理學博士後，1940年到明尼蘇達大學（University of Minnesota）設立生理衛生實驗所（Laboratory of Physiological Hygiene）。第二次世界大戰初，他被任命為國防部長特別助理，主持軍隊K口糧（K-Ration）的研發。

季斯博士的實驗

戰爭末期，季斯博士意識到處理極端飢餓問題，會是被佔領國家如荷蘭、挪威等，和集中營人口的戰後重要課題。因此他從美國反戰份子中找到36名志願者做飢餓實驗。他餵食這些志願者的熱量僅是一般人攝取量的一半。實驗持續6個月後，這些志願者失去了大部分的原有體重，而且變成食物著魔（

food obsessed）。實驗結束後再經過3個月的正常生活，都無法使他們回復到原來的體重或體能。季斯發覺這些人若要恢復原來的狀態，需要繼續攝取比正常人更多的熱量數個月，還要補充維他命和大量的蛋白質。

二次大戰期間，發生了一個意外的現象：芬蘭、瑞典、挪威和荷蘭等國家的心臟病死亡率突然全面性的減少。即使在糧食不缺乏的地區，心臟病死亡率也有很明顯的下降。這現象並沒有年齡的區別，雖然對年輕人的影響較大。戰後當糧食供應恢復正常時，心臟病死亡率也顯著地快速升高，正如同當初快速下降。

心臟病發生率自從20世紀初期就已逐漸上升。戰前的想

長壽名人堂

季斯博士（Ancel Benjamin Keys, PhD, 1904~2004）

美國人。自幼聰慧，是特曼的研究對象之一。年輕時曾中輟在礦場、木材廠做雜工，也當過船員，後來畢業於加州大學柏克萊，並獲得斯克雷普斯海洋研究所（Scripps Institution of Oceanography）和劍橋大學的兩個博士學位。

由於他對飲食科學的貢獻，1961年1月13日出刊的《時代》雜誌，以他為封面人物。

法認為，這是因為人的平均壽命延長及生活壓力增加所引起。但是戰爭期間的生活壓力應該更大，為什麼心臟病的發生率反而會降低？科學家因此把注意力轉向飲食，尤其是戰時所欠缺的食物，如肉類、奶油、乳酪以及蛋。後來到1970年代才注意到戰時增加攝取的食物，如穀類麥片（cereal）、馬鈴薯、蔬菜和魚類等等。

季斯博士也注意到上述現象。雖然早在1913年科學家就猜測膽固醇與心臟病有關，但是季斯博士的實驗發現飲食中的膽固醇並不會提高血液中的膽固醇。後來他發現反而是食物中的脂肪會顯著地提高血液中的膽固醇，從此之後，脂肪變成他心臟病研究生涯中的單一重要目標。他進一步比較不同國家的心臟病發生率與飲食，追蹤什麼食物會提高血液中的膽固醇，造成心臟病。1940~50年代初期，血液膽固醇也是當時唯一已知且可測量的風險因素。

季斯博士在1953年發表了一張圖表，顯示6個國家（日本、義大利、英國、澳洲、加拿大及美國）人民的心臟病死亡率和脂肪攝取量成正比；但是若檢視當時已有資料的22個國家的數據，這種相關性則不那麼明顯。他最初的理論認為總脂肪量與心臟病有關，當時尚不知道飽和脂肪與不飽和脂肪有不同的作用。

元凶是膽固醇還是脂肪？

季斯博士不是第一位把膽固醇和心臟病串連起來的科學家，卻是將這個觀念普遍化並深植民眾心裡，最有影響力的人物。一般觀念是好的脂肪酸降低、不好的脂肪酸提高膽固醇，但是這種想法並不完全正確。脂肪酸有飽和、不飽和之分，功用也不只是影響膽固醇濃度。如第4章所述，不飽和脂肪酸也各有不同的作用，對身體健康非常重要。而且人體的所有膽固醇，只有5%在血液內，其餘的95%則存在於細胞膜（包括腦部細胞膜）、荷爾蒙、維他命、膽酸（bile acid）等等，扮演人體正常作用。

季斯博士在1960年代就把美國20世紀初以來心臟病的增加怪罪於飽和脂肪酸的攝取。事實上，在這段期間，美國人的飽和脂肪酸攝取量反而降低，從總熱量的42%降到34%。相反的，從 ω-6脂肪酸中的亞麻油酸攝取的熱量則不斷增加，從1909~1913年總脂肪酸的7%增加到1967年的13%。這個現象的一個原因是美國政府推薦以植物油取代動物飽和脂肪酸。

很意外的一個事實是：約50%的心臟病患者並沒有高的血液膽固醇，而且50%有高的血液膽固醇的人，並沒有心臟病。

膽固醇是油性的，在體內運行需靠脂蛋白（lipoprotein）

。脂蛋白的一個重要的功用是輸送三酸甘油酯（triglyceride）和膽固醇到各種不同的組織。脂蛋白有極低密度（VLDL）、低密度（LDL）和高密度（HDL）等多種，而且同種類也各有顆粒大小（particle size）之分。一般來說，膨鬆的大顆粒比較不會黏貼在血管壁；相反的、較稠密結實的小顆粒較容易與血管壁作用，阻擋血流，導致心臟病。如果一個人能夠在膽固醇檢驗時增加脂蛋白顆粒大小項目，可能會更有效的預防、治療或逆轉心臟病的發生。

脂蛋白

如圖5-1所示，脂蛋白是一種複合物顆粒，以親水的磷脂包圍在外，內部包含膽固醇酯（cholesterol ester）、三酸甘油酯和無結合的膽固醇等油性物質。它也含有脂蛋白元（apolipoprotein, APO），調節脂肪在循環系統裡的輸送。脂肪的密度低，膽固醇較高，而蛋白質密度最高，因此脂蛋白的密度要看各成分的含量而定。

脂蛋白在肝臟產生後到血液時含有較多的三酸甘油酯，所以密度較低，是極低密度脂蛋白。它把三酸甘油酯逐漸釋放出來，最後就變成低密度脂蛋白。另外在肝臟製造的高密度脂蛋白會在血液中尋求低密度脂蛋白，附合後帶回到肝臟，循環過

圖5-1 脂蛋白（球狀）的橫切面

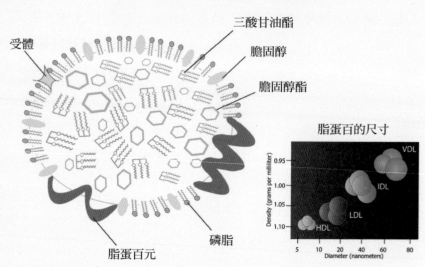

因為膽固醇是油性，不能在水性的血液中流動，所以必須靠脂蛋白做交通車運行。
不同類的脂蛋白含有不同量的膽固醇和三酸甘油酯。

程如**圖5-2**所示。

脂蛋白可分以下5種：

1. 乳糜微粒（chylomicrons）：富於三酸甘油酯的大脂蛋白
   ，輸送三酸甘油酯到肌肉和脂肪組織。

2. 極低密度脂蛋白（very low density lipoprotein, VLDL）：
   在肝臟製造，是血液中的三酸甘油酯輸送者。

3. 中低密度脂蛋白（intermediate low density lipoprotein,
   ILDL）：由VLDL分解脂肪（lipolysis）而形成。

圖5-2 膽固醇的產生和排泄

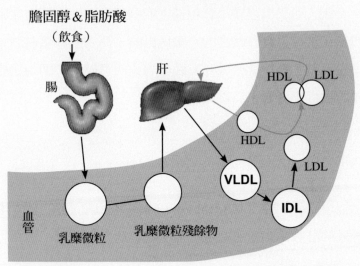

VLDL自肝臟中產生，在血液中循環，釋放出三酸甘油酯給細胞後，就變成LDL；另外肝臟製造的HDL，則會在循環系統中尋找LDL，HDL附著在LDL後，帶回肝臟。

4. 低密度脂蛋白（low density lipoprotein, LDL）：ILDL再分解脂肪而形成，去掉大部分的三酸甘油酯，留下膽固醇，是血液中主要的膽固醇輸送者，功用是輸送膽固醇到末端組織（periferal tissues）維持細胞膜，也輸送到肝臟製造膽酸。

5. 高密度脂蛋白（high density lipoprotein, HDL）：是體積最小的脂蛋白，把膽固醇從末端組織送回肝臟。

　　許多臨床研究[5-1]顯示脂蛋白顆粒大小與心臟病的風險有關。一個人如果有很多小顆粒低密度脂蛋白，即使低密度脂蛋白濃度正常，也會有較高的心臟病風險。高密度脂蛋白的膽固醇含量高時，顆粒就較大，有助於防止血管硬化，因為它能更有效的把低密度脂蛋白從血管運走。

標準脂肪檢驗

　　標準脂肪檢驗（standard lipid panel）是膽固醇的基本檢查，普通的身體檢查會包括這一項。它包括下列項目：

(1) 總膽固醇

　　不正常：高於200 mg/dl。膽固醇雖然惡名昭彰，卻是人體必需的物質。身體的細胞膜、荷爾蒙、膽酸和保護皮膚濕潤的物質都與膽固醇有關。人體內的膽固醇有兩個來源：肝臟產生人體所需的60~80%，其餘的來自飲食。人體內的膽固醇被包裝在脂蛋白內輸送，否則在水性的人體內，油性的膽固醇只能浮在上面或黏在固體物質。

(2) 低密度脂蛋白膽固醇

　　不正常：高於130 mg/dl。

5-1 *Clinical Implications Reference Manual,* 2006, Berkeley HeartLab, Inc.

(3) 高密度脂蛋白膽固醇

不正常：男性與停經後女性低於 40 mg/dl；女性，停經前或荷爾蒙治療中低於 50mg/dl。

(4) 三酸甘油酯

不正常：高於 140 mg/dl。高三酸甘油酯症（hypertrigly-ceridemia）是心血管病的獨立風險因素。人體會把飲食後多餘的熱量儲存成將來可以取用的形式，也就是三酸甘油酯。所以要避免過多的碳水化合物、糖、酒精和飽和脂肪酸等等，並保持適當的體重。

進階代謝指標

1980 年代開始，醫師就使用標準脂肪檢驗清單來評估心臟病風險，膽固醇越高，心臟病風險也越高，所以數字很高時是很有用的。但這並不是種很精確的檢驗法，結果不一定可靠。很多檢驗數字正常的人反而有很多血管硬化現象，或甚至是心臟病。

只靠標準檢驗可以說是忽略了這些 50~80% 膽固醇數字正常但是可能會有心臟病的人。對這些人來說，血液中的膽固醇不足以預測心臟病。膽固醇只是許多新陳代謝中的一個心臟病的風險因素而已，因此我們需要更新、更精確的檢驗。以下就

是這些檢驗指標：

1. 低密度脂蛋白顆粒的大小

(1) 低密度脂蛋白顆粒分佈的式樣（pattern）可分為三類：

● 式樣A：大顆粒，263.6~285 Å（Angstrom，10^{-8}公分）

● 式樣AB：中顆粒，257.5~263.4 Å

● 式樣B：小顆粒，220~257.4 Å

屬於式樣B的低密度脂蛋白是顆粒小，密度高，有很高的心臟病風險。

(2) 低密度脂蛋白顆粒分佈部分（fraction）

● 大顆粒：I，IIa，IIb

● 小顆粒：IIIa+IIIb，IVa，IVb

不正常：IIIa+IIIb大於20%。

2. 脂蛋白元B（apolipoprotein B, APO B）

這是測量低密度脂蛋白比較正確的方法，因為是測量數目而不只是數量。APO B是個表面蛋白，附著在低密度脂蛋白顆粒的外面。低密度脂蛋白好像是一顆球，裡面有膽固醇，表面附著一個蛋白質APO B。因為每顆低密度脂蛋白球只附著一個APO B，所以測量APO B就能正確算出低密度脂蛋白數目。

3. 高密度脂蛋白顆粒大小

HDL2b 是高密度脂蛋白中，把低密度脂蛋白膽固醇運回到肝臟，與心臟病關係最密切的部分。HDL2b 越多越好。

不正常：總高密度脂蛋白的 35% 或更低（未停經或受荷爾蒙醫療的女性），總高密度脂蛋白的 20% 或更低（男性和停經後女性）。

4. C-反應蛋白（C-reactive protein）

這蛋白的濃度反映著身體發炎的存在和程度，有低密度脂蛋白兩倍的心臟病預測能力。

5. 纖維蛋白元（fibrinogen）

促進血液凝固，是心臟病的一個促進因素。

6. 肺炎披衣菌（chlamydia pneumoniae）

通常是無害的細菌，但也是心臟病風險因素。

7. 胰島素

高濃度的胰島素，尤其是有其他風險因素存在時，會有心臟病的危險。

8. 高半胱氨酸（homocysteine)

這是體內甲硫氨酸（methionine）的自然代謝產物，通常會在血液中自然的排出。但是有些人因為遺傳關係無法排泄掉；當它積存在血液內，濃度增加時，就有心臟病的風險。

9. 脂蛋白(A)（lipoprotein A, LP(A)）

濃度高時心臟病風險增加到300%

10. 脂蛋白元E（apolipoprotein E, APO E）

就像APO B，APO E也附著在某些脂蛋白顆粒上。APO E有數種不同類型，提供風險程度的評估和對治療有用的訊息。

有關上述的檢驗因素，化驗公司Berkeley HeartLab創始人素帕可醫師（Robert Superko）[5-2] 在他的著作中有詳細的討論，是本章所列正常、不正常數字的來源。

5-2 Superko, Robert, MD, *Before the Heart Attack*, 2003, Rodale Inc.

第6章 血糖與糖尿病

　　人體要生存、活動、充分發揮機能，需要熱量。熱量的主要來源是從飲食得到的澱粉、糖等碳水化合物。這些碳水化合物先被分解成葡萄糖，吸收到血液中，就是血糖。血糖是肌肉或大腦等全身細胞的動力來源。

　　葡萄糖從腸道被吸收到血管內後，血液中的葡萄糖濃度增加，促使胰臟分泌胰島素。胰島素轉而促使肝臟和身體其他組織的細胞吸取更多的葡萄糖，使血糖濃度恢復正常。這個循環性的過程就如**圖**6-1所示。

胰島素攸關老化

　　健康人的血糖濃度通常會維持在一定的範圍內。這是因為未被使用的血糖會變成糖原質（glycogen）儲藏在肝臟或肌肉裡，等到需要的時候再釋放出來。這樣精密的血糖調節，是依賴胰島素的作用。但如果胰臟不能產生胰島素或細胞對胰島素

圖6-1　葡萄糖和胰島素

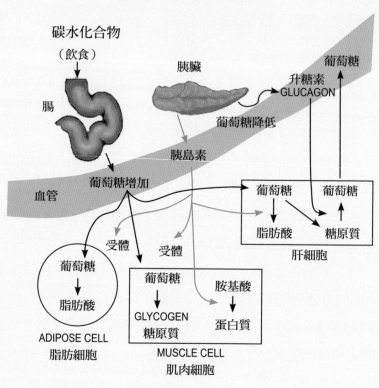

作用產生抵抗，血糖就會堆積在血液內，變成高血糖，也就是糖尿病。胰臟不能產生胰島素是第1型糖尿病（type 1 diabetes），對胰島素產生抗拒是第2型糖尿病（type 2 diabetes）。

　　當你的飲食長期充滿著空熱量（empty calories），例如能夠很快被吸收的液體糖類熱量（蘇打、果汁、維他命水、運動

飲料）和精製碳水化合物（麵包、米製品）時，你的細胞對胰島素會逐漸變得反應遲鈍或抗拒，需要越來越多胰島素才能降低並維持正常的血糖濃度。這就是所謂的胰島素抗性。

　　胰島素濃度升高，問題就來了，而且濃度越高問題越大。你的身體逐漸喪失肌肉、增加脂肪、發炎、健康惡化、快速老化。胰島素抗性是會使身體快速老化、導致各種疾病，最重要的單一生理現象。胰島素是儲藏脂肪的荷爾蒙，高濃度胰島素會增加腹部脂肪、促進發炎和氧化壓力（oxidative stress），導致許多症狀，包括高血壓、心臟病、中風、高膽固醇、高密度膽固醇降低、三酸甘油酯升高、性慾降低，增加癌症、失智症和憂鬱病的風險。

　　廣義的糖尿病包括一系列基本上相同問題的症狀，只是程度不一，又稱新陳代謝症候群（metabolic syndrome）或X症候群（syndrome X），包括：

1. 胰島素抗性
2. 前糖尿病（prediabetes）
3. 第2型糖尿病
4. 肥胖症
5. 心臟病

影響 1.7 億人口的糖尿病

全世界受到糖尿病影響的人口已超過 1.7 億。保守的預測指出，2020 年時每兩個美國人中就有一個會受到影響，但是九成的人並不知道自己有這種病。這是 21 世紀的一種重要慢性病，其他還有心臟病、中風、失智症及癌症。下面是一些有關糖尿病的事實：

- 1/3 的糖尿病患者有心臟病。
- 前糖尿病患者死於心臟病的機率比一般人高 4 倍。
- 糖尿病患的失智症風險增加 4 倍。
- 前糖尿病是前失智症（pre-dementia）或輕中度認知障礙（mild cognitive impairment）的主要原因。
- 3/4 的糖尿病患者有高血壓。
- 女性糖尿病患較易發生憂鬱症。
- 糖尿病是 20~74 歲間的人眼睛失明的主要原因。
- 糖尿病是腎衰竭（kidney failure）的主要原因，占每年新病例的 44%。
- 糖尿病患的平均壽命比無病者短 6 年。

可悲的是這種現象並不限於成人，現在的小孩也同樣越來

越受影響，他們可能會成為比父母更病弱、更短命的第一代美
國人。下面是一些有關現象：

- 美國每兩個小孩中有一個是體重過重（overweight）。
- 兒童肥胖症在1980~2000年間增加了3倍。
- 現在出生的小孩，三個中有一個一生中會罹患糖尿病。
- 兒童肥胖症對這些小孩平均壽命的影響比所有癌症加起
  來更大。

美國的第1型糖尿病病患估計有34萬。第2型病患則約為
2000萬，占兩者總數的約99%，這不包括肥胖症引起的第2型
糖尿病。

第1型糖尿病的發生（胰臟 β 細胞的破壞）到嚴重症狀的
出現（口渴、上廁所次數增加、體重減輕、容易疲勞）幾乎沒
有潛伏期，所以屬於快速糖尿病。

相反的，第2型糖尿病的發生比較難捉摸，很難確定正確
發生日期，從開始到症狀出現的潛伏期可長達15年，所以屬
於慢性糖尿病。雖然開始時沒有什麼自覺症狀，但血管病變就
已經開始了。1967年瑞典卡羅琳學院的兩名研究員羅福特（
Rolf Luft）和史拉西（Erol Cerasi）率先使用「前糖尿病」一
詞。雖然不是確切地知道，但是他們覺得在症狀出現以前應該

日野原重明（Hinohara Shigeaki），1911~現在，日本國寶

1941年開始執壺，到現在超過70年，是世界上執業最久的醫師。他的人生充滿仁慈、不屈不撓、正面的視野，畢生致力於使大家的人生幸福和健康。

經過多年的努力，終於在1996年促成日本政府正式將「成人病」（糖尿病、心臟病等）名稱改為「生活習慣病」。

2000年設立「新老人會」，以愛、忍耐、新的挑戰為會訓，展示新老人的能力給十多歲的年輕人看。此會以75歲以上為元老會員，未滿75歲為長青會員，65歲以下則為幫手會員。他認為75歲為第三人生的開始，要挑戰新事物。

他的十項啟發性想法是：

1. 心情好最重要：心情好比飲食和睡覺更重要。正如小孩有得玩時就不需要吃飯也不需要睡覺，如果成人能再點燃同樣的熱情，體內就會充滿活力。

2. 調整體重：你的身體無法長久承擔額外的體重。飲食要清淡且健康，不要給胃太大的負擔，否則會導致懶散。

3. 要有可期待的計畫：為了維持心靈的活力，一定要有新的、創造性的、有趣的活動繼續不斷的存在。期待的事情越多，你的人生就越有活力，越有興趣。

4. 喜愛你所做的，就永遠不需退休：如果你喜愛工作中的

每個時刻，就會有無限的精力讓你持續往前走，自然就會有久活的慾望和衝動。60歲以前你需要養家，但之後就可以有較大的目標——社會和人類。一旦開始後就會知道工作無限，不會想退休。

5. 積極分享所學：有學問的人很多，但是很少人積極與別人分享。一個人必須從內心瞭解回饋社會，使他人獲益。分享你的知識和智慧，這樣會使你的生命更豐富。

6. 接近自然：每種疾病都有科學的治療方法。但是有時候疾病是知性（mind）或內心（heart）的，要真正的痊癒，需要接近大自然的美麗和豐富。靈魂所需要的，不管是花草、寵物或鳥鳴，是醫師無法開處方提供的。沉浸於藝術、音樂和美麗的大自然，因為我們不能與它們分割。

7. 爬樓梯：要保持肌肉健康，絕不要錯過使用的機會。常走路、爬樓梯，積少成多。

8. 不要太注重金錢和物質：能讓我們最滿足、最享受的東西都不是金錢可以買到的，所以不值得花費一生大部分的時間去賺錢。錢很重要，但是滿足感更重要。

9. 預期難測的人生：人生難測，所以會發生預料之外的事件。有時是快樂的，有時是傷心的，都要坦然接受。人不但能夠克服逆境，還能夠因而成長。要善用各種機會，從經驗學習。

10.尋找典範學習：目標放得比一般人高些，你會發現從未知道的自我潛力。典範越多越好，你會有一個豐富的人生。

可以找出導致糖尿病的早期線索。不但如此，在前糖尿病之前還可能有「前—前糖尿病」，這時候雖然血糖還維持在正常數值，但是不活動和體重過重已無形中增加了身體負擔。圖6-2表示第2型糖尿病的進展過程。

圖6-2　第2型糖尿病的進展

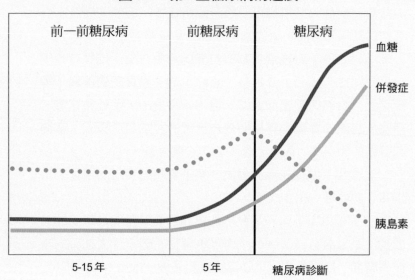

第2型糖尿病的風險因素有以下幾項：

- 肥胖症
- 常坐不動的生活習慣
- 種族／族群：非裔美國人、印第安人、亞洲人、太平洋

　　島嶼人、拉丁裔美國人

- 懷孕期間的糖尿病
- 出生體重高於平均的嬰兒
- 家族歷史
- 多囊性卵巢症候群（polycystic ovary syndrome）
- 周邊血管疾病（peripheral vascular disease）
- 高血壓
- 高膽固醇
- 心臟病

至於年齡分佈則列在**表**6-1。

表6-1　**第**2**型糖尿病患者的年齡分佈（美國人**2000**年）**

年齡（歲）	百分比（％）
平均56歲	
20~39歲	2.2
40~59歲	9.7
60~79歲	18.3
80歲以上	25.0

表6-1的年齡資料顯示，第2型糖尿病的發生隨著年齡增

加。那麼是不是年齡也是糖尿病的一個風險因素？尤其是一般認為年紀增加會變胖，但是肌肉反而減少。

波茲醫師是史丹福大學醫學院老人科臨床副教授，曾任美國老年醫學協會（American Geriatrics Society）主席。他在《美國醫學協會期刊》（*Journal of American Medical Association*）發表一篇論文題為〈停用和加齡〉（Disuse and Aging），他的論點是大部分的老人所經驗的生理變化，並不是年紀增加的結果，而是身體停用所致，所以是可以防止和逆轉的。肌肉的強度、骨質密度、神經的作用、動脈大小和循環能力等等，在老人醫學教科書列為年紀增加的結果，實際上是源於身體欠缺活動、沒有使用。

同樣的，糖尿病也不是只因為年紀增加的結果。高齡的人對葡萄糖耐性（glucose tolerance）降低，也可以用健身的訓練逆轉（reverse）。其他幾乎所有的所謂高齡帶來的變化，也能以同樣的方法挽救。如果任何身體功用能夠改善，那一定不是高齡所致，因為年紀是一去不復返的。

糖尿病的診斷

因為第 2 型糖尿病不是突然發生，可能有 10~20 年之久的「未病」狀態，所以造成診斷和治療糖尿病的困難和混亂。現

在使用的標竿為：

1. 血糖濃度

空腹時的血糖值

前糖尿病　　　　 ≥ 100 mg/dl

糖尿病　　　　　 ≥ 126 mg/dl

非空腹時的血糖值

前糖尿病　　　　 ≥ 140 mg/dl

糖尿病　　　　　 ≥ 200 mg/dl

葡萄糖負荷試驗（glucose response test）

空腹時喝下含有75公克葡萄糖的水之後2小時的血糖 ≥ 200 mg/dl（11.1 mmol/l）

空腹胰島素

正常　　　　　　 5~15 μu/ml

2. 糖化血紅素

正常　　　　　　 <6

1970年代，哈佛大學研究者發現紅血球中的血紅素會與血液中的葡萄糖作用，此一化學作用的產物就是糖化血紅素（glycated hemoglobin, HbA1c）。這個數值代表一個人過去2~3個月血糖的濃度（紅血球的生命期約3個月）。

　　糖化血紅素只是血糖和體內蛋白質作用的一個例子。血糖可與體內各種蛋白質作用，產生糖蛋白（glycoprotein）。這些物質容易被氧化而造成糖化終產物（advanced glycation end products, AGEs）。這種反應會破壞蛋白質、酶、DNA和細胞上的受體。因為糖蛋白隨著血液循環，當高血糖增加糖蛋白時，它可能塞住最細的血管，如毛細管或微血管，正常的血液循環因而受阻，導致廣泛的血管閉塞，包括通往腎臟、腦和全身的血管。

　　第2型糖尿病病患的胰臟 β 細胞（β-cell）需要加緊生產胰島素，如果再加上糖化終產物的侵害，會被永遠破壞。因為蛋白被糖化後喪失其正常功用，會導致退化症和加速老化。

3. 肥胖症

　　肥胖者的熱量新陳代謝較多在脂肪進行，與一般人不同。肌肉所用的碳水化合物因而減少，所以血液中的糖份較多。這高濃度的葡萄糖促使胰臟分泌更多胰島素以降低血糖。如果這個情況持續太久，胰臟會精疲力竭，無法產生足夠的胰島素。

　　肥胖症不是人類演化過程的產物，而是我們身體無法適應現代生活習慣的結果。第2型糖尿病將接踵而來。糖尿病的原因除了脂肪，還有身體疏於活動。即使缺乏胰島素，身體活動似乎也可促進葡萄糖的消耗。運動可以促進胰島素對肌肉的作

用，以下會再詳述。

4. X症候群

　　高血糖、高血脂、肥胖症、高血壓和胰島素抗性等症狀，似乎互不相關，卻常常同時存在於年紀較高的人，因此給了這個奇怪的名字「X症候群」。經常使用的另一個名字是新陳代謝症候群。美國國家衛生研究院估計全美有4100萬人口屬於這個症候群體，其中包括6成的肥胖症女性。

　　胰島素抗性被認為是這個症候群的主要起因，但是尚無科學根據解釋此現象如何發生。運動似乎可以避免此一症狀，而高齡的人較少運動，所以這個說法似乎有道理。X症候群很重要，因為它的症狀都是心臟病的風險因素，是成人——尤其是高齡者——的主要死因。

糖尿病的預防與治療

　　人類早期祖先的飲食主要是植物性的葉、根、水果，這些食物的熱量比肉類低。更重要的是他們攝取的纖維比現代人高很多，他們沒有吃過精製的碳水化合物，唯一例外是蜂蜜，但是這種機會也不多，只有偶爾運氣好時碰到而已。同樣的，他們也很少能有幸運地碰到吃高脂肪含量的動物骨髓的機會。這

兩種是我們祖先的熱量最濃縮和最密集的食物，人類因而培養出異常嗜好這兩種食物的本性。現代人嗜好甜和肥的食物就是這樣演化而來的。

我們的祖先為了狩獵、採集食物要花費很多的熱量。他們都是強健的遊牧民族，但是他們的後代在1萬年前放棄了遊牧的採集和狩獵的生活，開始種植、收割植物，使人類有史以來第一次不再擔心三餐來源。農業革命改變了一切，最明顯的變化是人口遽增。

人口密集，傳染病因而猖獗，隨之而來的是社會和政府組織的成立。雖然農夫還是需要很大的勞動力，但是一般人的勞力需求大量減少，安逸階級也隨著出現。

糖尿病是農業革命以前不存在的疾病。但是現在糖尿病患的人口分佈廣大，每年罹患率不斷攀升。人類的基因數百萬年來幾乎沒有改變，所以糖尿病是人為環境造成的疾病。如此，我們應該可以預防，避免其發生。

我們祖先在農業革命以前的主要死因是餓死，或被肉食動物吃掉。他們需要到處奔走，尋找食物，而且還不是經常可以得到；碰到肉食動物還跑得快。他們每天所消耗的熱量是現代人的一倍半到兩倍。他們可以說都是有耐力的運動員。

這些祖先中，擁有能儲存熱量的特別體質、基因，因而避免飢餓的人，就留下了較多的子孫，也就是我們現代人。但是

現代社會，可以說是一個和「飢餓時代」完全相反的「飽食時代」。而且飽食是這麼方便，只要從沙發走到冰箱就可以了，不需要花費一點勞力。飢餓時代占優勢的基因，在飽食時代反而成為劣勢。

這個飽食時代的飲食還有一個大問題：這些食物都是加工精製過，缺乏 ω-3 脂肪酸、纖維等營養物質，而且容易吸收，快速增加血糖濃度。再加上運動不足，影響血糖代謝和胰島素的功能，就容易導致糖尿病。

要預防或治療糖尿病，就要從運動和飲食開始。

1. 運動

所謂的運動不一定是要上健身房或是跑馬拉松，日常生活的行動累積起來也有可觀的運動量。你是否每次出門都要開車？搭電梯，不走樓梯？電視、電腦、手機占用你很多時間？一天內有走到1萬步嗎？日常各個微小動作的熱量消耗不多，但是累積起來也很可觀。**表6-2**列出一些日常生活活動的熱量消耗。

除了日常生活增加活動，最好還要做些有氧運動和阻力運動（resistance exercise）。

● 每天最好走30分鐘，或目標高一點，走1萬步（小孩要

表6-2　微小動作的熱量消耗

熱量 （卡路里）	日常生活	日常生活	熱量 （卡路里）
3	走到電視機前 轉換頻道	用遙控器轉換頻道	0
500	用手推剪草機1小時	用電動剪草機1小時	180
5	走一段樓梯	搭電梯	0.3
35	燙衣服30分鐘	拿衣服到洗衣店	0
10.3	切菜15分鐘	買切好的蔬菜	0
200	騎腳踏車20分鐘	坐車	0
240	清掃1小時	雇人清掃	0
150	手掃樹葉	電動風吹樹葉	100
23	每天兩次以手 推開車庫門	電動開車庫門	0.25
20	站起來講電話 10分鐘3次	躺在沙發上講 手機30分鐘	4
150	跳舞30分鐘	坐著看人跳舞	25
24	停車在遠處走3分鐘	停車在門邊走10秒	0.5
440	洗刷地板1小時	雇人洗刷地板	0

走1萬2千步）。步數越多對身體越有好處。一般人每步約2~3呎，平均2.5呎，所以2千步約1哩，1萬步就是5哩。如果要逆轉糖尿病就需要更劇烈的活動，如跑步、騎車、跳舞等。

● 阻力運動可以鍛鍊肌肉，肌肉促進熱能新陳代謝，有助於血糖的消化。尤其是年紀大後較容易罹患肌肉減少症（sarcopenia），肌肉正是燃燒熱量最多的地方。如果你的肌肉鬆弛、脂肪很多，就容易變成胰島素抗性，而且快速老化。鍛鍊肌肉有各種不同的方法：從啞鈴到運動機、功夫、瑜伽等。

● 維持身體柔軟度。用瑜伽或伸展等運動保持身體的柔軟度，以避免受傷或疼痛。

2. 飲食

好的營養是飲食的基本，食物要注意下面四項：

● 新鮮的、有機的、未加工過的。

● 充分的蔬菜和水果。

● 高纖維的。

● 含有多量的 ω-3脂肪酸的。

除了攝取好的營養，還要排除不良食物，包括：

- 所有糖類、包括蜂蜜、楓糖蜜（maple syrup）、天然代糖甜菊（stevia）等。
- 所有穀粉產品，包括麵包、麵等。
- 所有加工食物。
- 所有麩質（gluten）和乳製品。
- 高果糖玉米糖漿（high fructose corn syrup）。
- 高升糖指數（glycemic index, GI）、富澱粉的蔬菜，如豌豆、馬鈴薯、玉米和根莖類如甜菜。
- 高糖份的水果，如瓜類、葡萄、鳳梨等。
- 加工製造的碳水化合物和水果乾。

第三篇

保康健

第 7 章 防癌抗癌

　　癌症是種很複雜的病。簡單的說，是異常細胞異常增殖。這些細胞在體內不但已經失去本來的作用，而且會妨礙健康活躍的生命活動，卻異常的增殖。

　　人體內都有促癌基因和防癌基因，有些生活習慣、環境因素會喚醒促癌基因，抑制防癌基因，有些因素有相反的作用。促癌因素可能很多，例如化學物質或環境汙染中的發癌物質，濾過性病毒、放射線、孤獨感、生活壓力等，但很難確定是哪一個因素導致癌症，通常可能有數種因素複合作用而發病。

癌症與身體發炎

　　一般而言，健康的人擁有排除癌細胞的強力免疫力。一旦免疫力降低，癌細胞產生和增殖的機會就增加。所以恢復和加強免疫力也是防治癌症的方法之一。免疫力和一個人的生活習慣也有密切的關係，免疫作用與發炎的關係請見第4章。

　　德國的魏周醫師（Rudolf Virchow）是現代病理學的始祖。1863年他報告有些病患在身體遭受打擊或是工具或鞋子重複摩擦的地方會產生癌，而且在顯微鏡下，他可以看到白血球的存在。因此他推論癌症乃是身體修補傷害不成，反而釀成的大禍。

　　這個理論一直要到120年後的1986年才受到哈佛醫學院的迪伯拉克醫師（Harold Dvorak）的支持。他發現自然引起的發炎過程與癌症發生的過程非常相似，同時也注意到每6個癌症中就有1個與慢性發炎有直接關係，例如腸癌常發生在慢性腸炎的人；胃癌常關連到幽門螺旋桿菌（Helicobacter pylori）的感染；肝癌與B型及C型肝炎有關，如表7-1所示。

　　再過約20年後的2005年，美國國家癌症研究院（National Cancer Institute）發表了一篇報告，詳細描寫癌細胞阻撓身體痊癒的過程。正如免疫系統修復損傷時會發炎，癌細胞生長也需發炎。因此癌細胞就先產生環氧合酶2（COX-2），然後大量產生身體修補創傷時所需要的發炎物質（癌細胞本身首先產生環氧合酶2，後者轉而產生一系列的類20碳酸——免疫系統修補傷害導致發炎過程所需要的物質。參考第4章），如細胞激素（cytokine）、前列腺素、白3烯素等，使腫瘤周圍的屏障更容易滲透。免疫系統修復身體損傷和驅逐外敵的過程反而被癌細胞奪去，做為它繁殖擴張之用。發炎使癌細胞得以滲入

鄰近的組織，並由血液輸送到遠處構成新的癌細胞叢，也就是
所謂的「轉移生長物」（metastasis）。

表7-1 與發炎有直接關係的癌症

癌症類型	發炎的原因
淋巴瘤MALT lymphoma	幽門螺旋桿菌
支氣管Bronchial	二氧化矽、石綿、抽菸
間皮瘤Mesothelioma	石綿
食道Esophageal	巴瑞特氏化生 Barrett's metaplasia
肝Liver (Hepatocellular)	B型及C型肝炎病毒 Hepatitis virus (B and C)
胃Gastric	幽門螺旋桿菌引起的胃炎
卡波西氏肉瘤 Kasposi's sarcoma	人類皰疹病毒8型 Human herpes virus type 8
膀胱Bladder	血吸蟲病Schistosomiasis
結腸和直腸 Colon and rectum	發炎性腸道疾病
卵巢Ovarian	骨盆發炎症Pelvic inflammatory disease 滑石、組織重塑tissue remodeling
子宮頸Cervical	乳突狀瘤病毒Papilloma virus

資料來源：Servan-Schreiber, David, MD, PhD, *Anticancer,* 2009, Viking/Penguin. （引自Balkwill & Mantovani, the Lancet, 2001.）

　　通常的免疫過程中，當傷害痊癒時，發炎物質的產生也隨之終止。但是癌細胞產生發炎物質的過程卻持續不斷。過多的發炎物質阻止附近細胞凋亡（apoptosis），使其繼續成長無止境。

　　因為癌症引起的發炎過程這麼重要，所以測量腫瘤所產生的發炎物質，可以預測很多種癌症患者的殘存時間。蘇格蘭的格拉斯哥醫院（Glasgow Hospital）自從1990年代就開始測量癌症患者血液中很容易測量的發炎指標（inflammation markers）＊。他們觀察到發炎程度最低的患者存活年數比其他患者高出2倍。這個指標比患者被診斷罹患癌症當時的一般健康狀況更能正確地預測患者生存機率。這似乎是說身體的慢性發炎狀態是健康的主要決定因素，即使身體外觀沒有什麼嚴重發炎或可以診斷出的徵候，如關節疼痛或心臟病，這個發炎指標還是可以顯示出你的健康狀態。

　　有些研究報告指出，定期服用非類固醇消炎藥（如Advil、Nuprofen、Ibuprofen等）的人比不服用的人較少罹患癌症。可惜這些藥有胃潰瘍、胃炎（gastritis）等副作用（參閱第4章）。值得注意的是新研發的消炎藥，如Vioxx和Celebrex，並

＊ 格拉斯哥的研究者研發出一道衡量個人風險的簡單公式。這是根據血液檢驗的兩個項目：低風險：C-反應蛋白<10 mg/ml和蛋白素>35 g/l；中風險：C-反應蛋白>10 mg/ml或蛋白素<35 g/l；高風險：C-反應蛋白>10 g/ml和蛋白素<35 g/l。

無上述副作用，而能選擇性的抑制環氧合酶2，使癌細胞無法產生導致發炎的類20碳酸。但是2004年發現，這些藥有心臟病的副作用，因此其抗癌研究也就沒有再繼續。

癌細胞和血管生成

1960年代，美國海軍醫官、同時是哈佛醫學院教授和兒童醫院外科主任的佛克曼醫師（Judah Folkman），從工作經驗中得到一個結論：癌細胞要有自己的血管供應養份才能生長。尤其是癌細胞生長快速，新生血管也需要很快的生長，才能供應足夠的養份。佛克曼醫師把這個現象稱為「血管生成」（angiogenesis）。

血管是很安定的器官，不會隨便生長，只有在特殊情形下需要修補傷害或女性月經之後，在身體嚴密的控制下生長。這是要避免產生脆弱的血管，導致出血。但是癌細胞能夠劫持這個身體生成血管的功能，做為自己繁殖之用。佛克曼醫師因此認為防止癌細胞的血管生成，是治療癌症的一種方法。這樣，癌細胞就不能生長，身體就回復健康。

1971年，佛克曼醫師的理論在《新英格蘭醫學期刊》（*New England Journal of Medicine*）發表後，不但沒被接受，反而受到排斥。他不屈不撓，繼續研究，並提出下列的想法：

- 小瘤變成癌症需要新生血管網路，供給營養。
- 小瘤產生血管生成素（angiogenin）的化合物，迫使血管移轉過來產生新分支。
- 在遠離原來瘤的地方所產生的新瘤細胞——轉移生長物——能夠繼續吸引新血管的產生才會有危險。
- 原來的大瘤送出轉移生長物，但是還保留著對它的控制能力。它分泌血管阻斷素（angiostatin）抑制轉移生長物的血管生成。

後來佛克曼醫師的助手歐雷利醫師（Michael O'Reilly）從老鼠尿液裡分離出血管阻斷素蛋白質，並在1994年把結果發表在《細胞》（Cell）科學期刊，血管生成的理論才變成癌症研究的新方向。

血管阻斷素只抑制快速成長的血管，對身體已存在的血管並無作用。相反的，傳統的化學療法和放射線治療，卻是毫無選擇性地破壞癌細胞和健康的細胞。醫藥界研發過類似血管阻斷素作用的藥，如Avastin，但是結果不甚理想。然而控制血管生成仍然是治療癌症的一項重點，在有效藥物研發成功以前，我們可以改變飲食生活習慣來輔佐傳統的治療方法。例如：

- 很多食物，如香菇、綠茶、香料和藥草，都有抗血管生

成的作用。

● 所有可以降低發炎的因素都會減少癌症，因為發炎促進
　新血管的產生和成長。

　　我們應該可以加強免疫細胞——包括NK細胞（Natural
Killer Cells，自然殺手細胞）——在癌細胞產生時就把它破壞
掉。以營養、運動和情緒的平衡來刺激免疫細胞消除發炎，就
可以防止血管生成，避免癌症擴散。

環境變化促進慢性病

　　癌症顯著地增加是在二次大戰之後，而且工業化國家的癌
症罹患率比非工業國家要高出許多。例如美國和北歐國家的乳
癌、前列腺癌及腸癌，比中國、寮國、韓國等高出9倍，比日
本高出4倍。同種人的香港比中國有較高的罹病率；而夏威夷
和舊金山地區的華人及日本人的罹病率已接近西方人。所以這
不是基因的關係，而是富裕的生活習慣病。

　　那二次大戰後有什麼重大的變化呢？下面是過去60年的
幾項重大飲食變化：

● 食物的精製糖和澱粉類成分大量增加。

- 部分氫化（partial hydrogenation）的技術減少了食物中的 ω-3脂肪酸。
- 農業和家畜生產技術和方法的改變，也改變了食物的成分和品質。
- 新合成化合物的數目大量增加。

小變化不提，上述大變化對癌症的流行扮演著重要角色。現代西方人有56%的熱量來自：

1. 精製糖（甘蔗、甜菜、玉米糖漿等）。
2. 漂白的穀粉（白麵包、白麵等）。
3. 植物油（大豆、玉米、向日葵等）。

這些精製糖類幾乎完全是純碳水化合物，沒有維他命、礦物質、纖維等養份。而糖類正是癌細胞所需要的養份。植物油含有較多的 ω-6脂肪酸，較少的 ω-3脂肪酸。ω-6和 ω-3脂肪酸比率太高，其不平衡導致身體發炎和肥胖症，都是癌症的原因。

我們的基因在250萬年演化的過程中，適應了狩獵／採集者的飲食習慣：大量的植物葉根和水果、野生動物肉，這樣就有平衡的 ω-6和 ω-3脂肪酸，很少糖，沒有穀類，這才是防

癌的健康飲食。

中國營養研究

　　1970年代初期，中國的國務院總理周恩來罹患了末期肝癌。他動員了65萬名工作人員，發動全國性的癌症分佈資料蒐集，成為世界上有史以來最大規模的病原調查研究。調查的對象涵蓋了全國8億8千萬人（占當時中國總人口的96％），分佈於2,400個縣市。他們把12種不同癌症和死因分類編輯目錄，發現不同縣市的各種癌症發生率差異非常大，最高和最低的差異可達到100倍。但是一般而言，中國的癌症比西方國家低了很多。

　　1983年，周恩來總理過世7年後，國際性的「中國營養研究」（China Study）開始，也可以說是先前調查的延續，終於成為醫學史上有關人類生活習慣和健康關係最大規模的科學探討。

　　這個研究的合作單位是美國康乃爾大學、中國預防醫學研究所、中國醫學研究所和英國牛津大學。康乃爾大學的坎貝爾博士（T. Colin Campbell）為這個研究團隊的主席，其他參與者為牛津大學教授彼朵爵士（Sir Richard Peto）、中國的陳君石（Junshi Chen）和黎均耀（Junyao Li）。

　　經費來源主要是美國國家癌症研究院和美國國家衛生研究院。中國衛生部則提供350名工作人員和其薪水。

　　1980年代的中國可以說是最理想的飲食／生活習慣和疾病關係研究的實驗室，因為當時的中國人幾乎沒有流動性，一生都在同一個地方度過，食物也都是當地生產的。不同地區的飲食差異很大，例如長江北岸的人吃饅頭和番薯，可是只距離50哩的南岸農村，主食卻是米。

　　中國營養研究的目的之一，是要探討不同地區的飲食差異是否和癌症或其他疾病的死亡率有關。這項研究包括中國全國27省中的24省，代表各種不同氣候及地形條件，從南中國沿海的亞熱帶地區、東北接近西伯利亞的寒帶、北部乾燥的大草原、到喜馬拉雅山的高山地帶。從這項研究蒐集的龐大資料，主席坎貝爾博士所得到的結論是：人類最理想的飲食是以植物性為基礎、含有最少量動物性的飲食。他的著作《救命飲食》（*The China Study*）[7-1] 是這項研究對一般人的報告。他說中國營養研究最重要的一個發現是動物性食物與癌症的關連，他認為飲食要徹底的改變才有效果，少許的改變是不足以預防癌症的。

7-1 Campbell, T. Colin, *The China Study*. 2004, BenBella Book. 中譯本柿子文化出版，2007年。

抗癌環境

1997年美國癌症研究學會（American Institute for Cancer Research）發表了一篇重要的國際報告〈飲食、營養和癌症預防：全球展望〉[7-2]。這份報告分析了4,500份以上有關飲食和癌症的研究報告文獻。參與這篇報告製作的人員來自世界衛生組織、聯合國農糧組織（FAO）以及美國國家癌症研究院等機構。這報告中有一部分是再綜合檢討200件以上有關蔬菜／飲食與癌症關係的特別研究，結果顯示將近8成的報告發現蔬菜和水果對一種或多種癌症有保護作用，只有2成多的報告說沒有顯著關連，但是沒有一份報告說有負面影響。這些報告一致推薦以植物性為主的飲食，多種不同的蔬菜、水果及豆類，盡量少用加工精製過的澱粉類食物。

我們每個人都有癌細胞潛伏在體內，但也同時具有抑制癌細胞的本能。身體所需要的是發揮這種本能的環境。下列是幾項要點：

● 20世紀以來，不平衡的環境變化促進癌症盛行。

7-2 "Food, nutrition, and the prevention of cancer: a global perspective", American Institute for Cancer Research/World Cancer Research Fund, American Institute for Cancer Research, 1997.

● 改變飲食，增加抗癌性質的植物性化合物的攝取量。
● 克服促發癌症的心理傷害。
● 加強免疫系統，減少發炎。

事實上，所謂的癌症基因不一定是體內必然致病的有缺陷因子。2009年，有兩份各自獨立的研究報告支持這種想法。

蒙特婁大學（University of Montreal）的加德立安博士（Parviz Ghadirian）及其團隊發現帶有BRCA*基因的女人，攝取越多的蔬菜和水果，得乳癌的機率就越低。

舊金山大學（University of San Francisco）的魏德教授（John Witte）對前列腺癌有類似的觀察。某些基因**會把發炎引起的成長緩慢的小瘤（slow growing micro-tumors），變成氣勢洶洶（aggressive）的轉移癌（metastatic cancers）。但是當帶有這種基因的人攝取富於 ω-3脂肪酸的魚（至少每週兩次）時，就不會罹患癌症。不吃魚的人罹癌風險比吃魚的人高出5倍。

上面的觀察告訴我們，如果沒有不健康的生活習慣去觸怒所謂的「癌症基因」，這些基因就不是那麼有害。事實上，這

＊ 有這基因的女性在一生中有8成的乳癌罹患率，有些女性知道自己有這基因時，寧願先切除兩個乳房，以免日後罹患乳癌。

＊＊ 這些基因控制 ω-6脂肪酸變成類20碳酸的酶（參閱第4章）。

些基因都是人類演化過程的產物，它們可以適應我們祖先的舊
石器時代飲食生活習慣，但是對現代工業化的、加工精製的飲
食無法適應，自然就會反叛。

這也可以解釋為什麼二次大戰前出生、帶有BRCA基因的
女性的乳癌罹患率比她們出生在速食時代的女兒或孫女低2~3
倍。薩文-謝來巴醫師（David Servan-Schreiber）說，我們害
怕的所謂「癌症基因」並不是真的癌症基因，而是「速食不耐
基因」（fast food intolerant genes），或者我們也可以說，這
是「現代生活習慣不耐基因」，包括飲食、運動、生活壓力等
因素。

加州大學舊金山（University of California, San Francisco）
的歐尼斯臨床教授（Dean Ornish）是提倡整合醫學（integra-
tive medicine）的一位重要先驅。他在2005年和2008年所發表
的臨床實驗論文[7-3]，說明生活習慣確實會改善前列腺癌、心
臟病、糖尿病等。歐尼斯教授的生活習慣準則是：

1. 以植物為主的低脂肪飲食，再加抗氧化劑、維他命E和
   C、硒，以及每天1公克的 ω-3脂肪酸。
2. 適度的運動（每天走路30分鐘，每週6天）。

7-3 Ornish, Dean, MD, *The Spectrum*, 2007, Ballantine Books, NY.

3. 控制生活壓力（瑜伽，呼吸，冥想）。

4. 每週參加1小時的互助會（support group），尋求關懷
   和支持。

歐尼斯教授進一步做了前列腺RNA檢驗，發現不同的生
活習慣改變了500個以上的前列腺基因的作用。它刺激了防癌
基因，抑制了促癌基因。有些飲食滋補癌細胞，有些則相反的
抑制癌細胞。

事實上，這種方法可以應用在所有疾病的治療，如糖尿病
、心臟病等。有人認為這種方法需要長久的時間才能奏效，但
是歐尼斯教授說他的臨床經驗表示第一年就可看到效果。改
變生活習慣，不做心臟手術，奧馬哈互助保險公司（Mutual of
Omaha）說第一年每名病患就省了3萬美元；另一家藍十字藍
盾保險公司（Blue Cross Blue Shield），說第一年就省了50%
的經費，其後3年每年節省20~30%。

美國聯邦醫藥保險（Medicare）觀察了16年後，終於在
2011年1月接受了歐尼斯醫師的治療法。

抗癌植物成分

植物在自然界如果遇到侵害，無法逃跑，只能就地防衛，

所以它們自己就製造出許多種植物性化合物，可以抵抗細菌、昆蟲和惡劣天候的侵蝕。它們的抗菌、抗黴和抗蟲性能，就是根據生物功能的作用。抗癌飲食就是基於這些功能，與維他命、礦物質及抗氧化劑完全不同。

薩文-謝來巴醫師提倡的抗癌飲食 [7-4] 是蔬菜（和豆類）、橄欖油（或油菜籽油〔Canola oil〕 * 、堅果、亞麻籽油）或有機奶油、蒜頭、藥草和香料。肉和蛋隨意用，不構成主食。這與西方飲食恰恰相反。下面是他的主要抗癌飲食。

(1) 綠茶

含有多種多酚（polyphenols）化合物，包括兒茶素（catechins），尤其是EGCG（epigallocatechin-3-gallate），可以減少癌細胞成長和轉移生長物所需的新血管的產生。黑茶在發酵過程中破壞了大部分的多酚，烏龍茶的發酵則介於黑茶和綠茶之間。日本綠茶（煎茶、玉露及抹茶等）比中國綠茶含有更多的EGCG。綠茶必須泡至少5~8分鐘——最好10分鐘——才會釋出兒茶素。泡2公克的綠茶10分鐘，並在1個鐘頭內喝完，1~2個鐘頭後多酚的效果就會消失。

7-4 Servan-Schreiber, David, MD, PhD, *AntiCancer,* p132, 2009, Viking.

＊ Canola oil最近發現有不良作用，所以不推薦，請參見174頁。

(2) 橄欖或橄欖油

含有酚（phenols）類抗氧化劑。

(3) 鬱金和咖哩

鬱金是黃咖哩的成分之一，是最強的天然抗炎物。它幫助癌細胞的自滅，同時也抑制血管生成。鬱金必須與黑胡椒（不是胡椒）混合在一起才能被吸收消化，最好溶在油內使用。

(4) 薑

薑是很強的抗炎和抗氧化劑，能抑制某些癌細胞，降低新血管的產生。

(5) 十字花科蔬菜

包括甘藍菜、球芽甘藍、花椰菜及白菜等，含有蘿蔔硫素（sulforaphane）和靛基質-3-甲醇（indole-3-carbinols, I3Cs），是很強的抗癌化合物。水煮會破壞這些化合物，所以最好是蒸一下或快炒就可以。

(6) 蒜頭、洋蔥、青蔥、韭

這些蔥屬植物的硫化合物可以降低亞硝胺（nitrosamine）和N-亞硝（N-nitroso）化合物的生癌作用。烤肉過度和菸草燃燒會產生這兩種物質。

(7) 含胡蘿蔔素的蔬菜和水果

胡蘿蔔、山藥、番薯、番茄、柿子、杏、甜菜和所有顏色鮮豔（橙、紅、黃、綠色）的水果和蔬菜，含有維他命A和番

茄紅素（lycopene），有抑制癌細胞的功用。植物性化合物，如葉黃素（lutein）、番茄紅素、茄紅素（phytoene）和斑螯黃素（canthaxanthin）可以刺激免疫細胞的成長。

(8) 番茄和番茄醬汁（sauce）

番茄煮熟會釋放出番茄紅素及其他多種植物性化合物，具有抗癌作用。

(9) 大豆

大豆的異黃酮（isoflavone）成分，如金雀異黃酮（genistein）、大豆異黃酮苷素（daidzein）和黃豆黃素（glycitein），和一般的植物雌激素（phytoestrogen）能抑制性荷爾蒙（如雌激素〔estrogen〕和睪固酮〔testosterone〕）對癌細胞的刺激，也可抑制血管生成。

(10) 香菇

椎茸（shiitake）、舞菇（maitake）、金針菇（enokidake）、小褐菇（cremini）、龍葵菇（portobello）、蠔菇（oyster mushroom）都含有多醣類（polysaccharides）和香菇多醣（lentinian），可以刺激免疫系統的作用。

(11) 藥草和香料

如迷迭香（rosemary）、麝香草（thyme，百里香）、牛至（oregano）、九層塔（basil）和薄荷（mint），含有豐富的松烯類油（terpene oil），釋放出各自的特殊香味。它們能促

進癌細胞的自滅，抑制侵犯鄰近細胞所需要的酶。迷迭香的主要成分鼠尾草醇（carnosol），有很強的抗氧化和抗炎作用。荷蘭芹（parsley）和芹菜（celery）含有洋元荽黃素（apigenin），有抗炎作用，可促進細胞凋亡並抑制血管生成。

(12) 海草

亞洲人吃的多種海草含有可緩和癌細胞擴張的化學成分，尤其是乳癌、前列腺癌、皮膚癌和大腸癌。昆布和海帶芽（wakame，若芽，裙帶菜）的成分岩藻聚醣硫酸酯（fucoidan）有助於細胞自滅，也能促進免疫細胞生長，包括自然殺手細胞。岩藻黃質（fucoxanthin）屬於胡蘿蔔素（carotenoid），是某些海菜的顏色來源，它能抑制前列腺癌的細胞成長，比同類物質茄紅素更有效。主要的食用海草有海苔、昆布、海帶芽、海帶根（arame，荒芽）和掌狀紅皮藻（dulse）。

(13) 莓

草莓（strawberries）、木莓（raspberries）、藍莓（blueberries）、黑莓（blackberries）和小紅莓（cranberries）含鞣花酸（ellagic acid）和多酚，有促進排泄致癌物質的功能，且能抑制血管生成。它們也含有花青素（anthocyanidins）和前花青素（proanthocyanidins），可促進癌細胞的凋亡。

(14) 核果類（stone fruits）

如李子、桃子和油桃（nectarines）這些核果類水果，所

含的防癌成分並不低於莓類水果，尤其是李子。德州大學最近發現李子萃取物（extract）有很強的抑制乳癌成長的作用。

(15) 柑橘類

橘子、柑橘、檸檬和葡萄柚含有抗炎性的類黃酮（flavo-noids），能刺激肝臟排泄致癌物質。柑橘果皮的成分紅橘黃酮（tangeritin）和陳黃皮酮（nobiletin）能刺穿腦癌細胞，促使其死亡，而且降低它們侵害鄰近組織的能力。

(16) 石榴果汁（pomegranate juice）

石榴果汁有抗炎和抗氧化作用，而且可以顯著的降低前列腺癌和其他癌症的惡化。

(17) 紅酒

紅酒含有很多的多酚，包括白藜蘆醇（resveratrol）。因為這些化合物來自紅葡萄皮和種子的發酵，所以紅酒內的含量比果汁高。白酒內的含量不多。白藜蘆醇直接與基因sirtuin作用，加強細胞對老化的抵抗力，進而緩和癌症發展三階段中的每個階段。由於白藜蘆醇也是血管生成抑制劑，像沙利竇邁（thalidomide）一樣，會妨礙胎兒正常成長，所以懷孕婦女應該避免紅酒這類食物。紅酒以每天一杯為限。黑皮諾（Pinot Noir）葡萄種的紅酒有較高的白藜蘆醇含量。

(18) 黑巧克力（dark chocolate）

這種含有大量（70％以上）可可的巧克力有多種抗氧化劑

、前青花素和很多的多酚（比紅酒多，與綠茶差不多），它們有緩和癌細胞生長和限制血管生成的作用。乳製品與巧克力混合會抵消其作用，所以避免牛奶巧克力（milk chocolate）。

(19) ω-3脂肪酸

長鏈（20碳）的 ω-3脂肪酸能減少發炎，因而降低癌細胞的生長。它也能抑制癌細胞轉移。這種脂肪酸的主要來源是深海魚（參閱第4章和第9章）。短鏈（18碳）的 ω-3脂肪酸的來源是植物，亞麻籽（flaxseeds）尤其富含 ω-3脂肪酸和木聚糖（lignans）。短鏈脂肪酸在動物體內要變成長鏈才有功效。

(20) 維他命D

皮膚細胞受到適量強度的陽光照射時會產生維他命D。但是離赤道太遠的地方，陽光強度不夠，就會有維他命D缺乏的現象。最近的研究報告指出，多量的維他命D顯著減少數種癌症發生的機率（每天服用1,000國際單位〔IU〕的維他命 D_3〔cholealciferol，膽促鈣醇〕可降低癌症發生率75%以上），但要避免維他命 D_2（ergocalciferol，麥角鈣化固醇），因為可能有毒性。雖然罕見，但是維他命D攝取過多，可能會有腎結石。食物的維他命D含量為：魚肝油1,460 IU/1大匙，鮭魚360 IU/100g，鯖魚345 IU/100g，沙丁魚270 IU/100g，鰻魚200 IU/100g，強化維他命D牛奶98 IU/1杯，蛋25 IU/1顆，小牛肝20 IU/100g。

第8章 舊石器時代飲食

　　人類在數百萬年的演化過程中所適應的飲食，是最適合人類基因也是最健康的飲食。1萬年前的農業革命後，開始生產大量的穀類（cereal grains），成為現代人的主食。因為不再飢餓，造成人口爆增。人類也放棄了最適應、最健康的狩獵／採集者以植物葉根、水果和瘦肉為主的飲食。兩百年前的工業革命和20世紀的科技進步，更加深了人類飲食的變化。

原住民的飲食

　　目前的很多健康問題，都和現代飲食有直接的關係。因為在漫長的演化過程中，人類的基因既決定營養的需求，同時也被演化過程中的環境雕塑成型。人類基因無法適應這短短1萬年所帶來的飲食快速變化。

　　農業革命雖然發生在1萬年前，但是世界上還是有些原住民文化，直到1930年代都還不受影響。當時美國波士頓的普

來司牙醫師（Weston A. Price）帶著當時已算相當輕便、廉價的照相機到世界各地探討飲食與健康的關係。他詢問那些未受到現代文化影響的人們的飲食習慣後，檢驗並拍照他們的牙齒。另外他也調查這些原住民中已受到西方飲食文化影響，例如使用麵粉、糖、罐頭等食物的人，同樣拍照做記錄。他把這些驚人的資料蒐集成冊，在1939年出版《營養與身體退化》（*Nutrition and Physical Degeneration*）[8-1]一書。

普來司牙醫師和夫人莫妮卡（Monica）花了幾乎10個夏天旅行，訪問北歐、北美、南美、澳洲、紐西蘭及非洲等地的原住民。他發現他們所訪問的14個不同的原住民群，雖然有完全不同的飲食習慣，但是保持原住民文化習慣的人沒有蛀牙，都有很健康的牙齒和身體，也少有疾病。當這些人開始吃現代化的飲食，如白麵粉、糖、濃縮牛奶、人造奶油、植物油、罐頭、餅乾等等，就有不良後果，不但有蛀牙，並且還有其他疾病。普來司牙醫師因此下結論，不健康的牙齒和不健康的身體都是現代飲食習慣造成的。

未受西方飲食文化影響的原住民，擁有健康的牙齒，口顎發育正常，沒有牙齒擁擠現象，咬合正常，智齒有充分的空間

8-1 Price, Weston A, *Nutrition and Physical Degeneration*, 1939, Price-Potterager Nutrition Foundation ® .

生長。他們有很好的視力，可以看到現代人需要用望遠鏡才能看到的一些星星，以及遠處的動物。世界上各處未受到西方飲食文化影響的原住民，都沒有癌症、心臟病、糖尿病、氣喘病、風濕症、肥胖病及蛀牙等「文明富裕病」。他們的生活僅夠餬口，擁有很少的物質，但是都很健康、長壽並有活躍的生命力。他們的困境是沒有科學衛生知識，所以容易罹患傳染病，嬰兒死亡率也比較高。然而一旦放棄原住民飲食，各種從未見過的牙病都出現，而且身體對傳染病和慢性疾病的抵抗力也日益降低。

根據他的觀察和經驗，普來司牙醫師警告，西方現代化精製飲食會促使人體快速退化。所以，我們應該回到祖先或原住民傳統的多樣性飲食。

普來司牙醫師注意到不同的原住民有各自就地取材的不同飲食。靠近河、湖或海的種族以魚或海產物為主食；住在北邊氣候寒冷、較少植物的人就以野生動物為主食；住在氣候溫和地區的人，多數是以植物為主食，如蔬菜、水果。其實這些不同的飲食都有很重要的共同點：都不是精製過或被剝奪了生命力的食物，如白麵粉、糖、罐頭、脫脂奶粉、部分氫化油（partially hydrogenated oil）等，而且都含有一點動物肉，即使是昆蟲或魚，熱量都比現代西方食物低。

舊石器時代飲食七關鍵

普來司牙醫師所觀察到的原住民飲食，就是舊石器時代的飲食，也是最適合我們基因的飲食。舊石器時代從250萬年前開始，我們這裡所說的是農業革命之前，舊石器時代最後期距離現在約3~4萬年前的飲食。這些飲食的特點是：

● 野生動物瘦肉、魚和海鮮
● 植物葉根和水果
● 沒有穀類、豆類、乳製品及加工食品

舊石器時代飲食是終生、長久，但是日常的、自然使身體健康的飲食習慣，而不是短期為某種特定目的，如減肥、降低膽固醇等等而定的飲食。

植物葉根、水果、肉類足以供應人體所需的營養：蛋白質、碳水化合物、脂肪（包括必需胺基酸和必需脂肪酸）、維他命、礦物質等。

根據科羅拉多州立大學（Colorado State University）柯代恩博士（Loren Cordain）[8-2] 的研究，舊石器時代的飲食你不必

8-2 Cordain, Loren, PhD., *The Paleo Diet*, 2011, Houghton Mifflin Harcourt Publishing Co., Boston, NY.

擔心碳水化合物的份量，只要其來源是升糖指數低的蔬菜和水果就可以。你不需要計算熱量，放心的吃到飽，自然就健康。

　　根據多種不同食物的組合，經過數百次電腦計算，他總是得到同樣7個健康的飲食特徵。這就是他所謂的舊石器時代飲食的7個關鍵：

1. 吃比現代美國一般人飲食更多的蛋白質。
2. 吃比現代一般飲食較少的碳水化合物，而且是從蔬菜、水果來的好碳水化合物，而不是穀類、塊莖及糖等為來源的。
3. 吃大量的纖維，但不是來自富於澱粉的蔬菜和水果。
4. 吃適量的脂肪酸，較多好的脂肪酸（單元和多元）及較少的飽和脂肪酸，大約等量的 ω-6 和 ω-3 脂肪酸。
5. 食物要有較高的鉀、較低的鈉（鹽）含量。
6. 食物到體內後的酸鹼性總和淨值要為鹼性（net alkaline load）。
7. 食物要有豐富的植物性化合物（phytochemicals）、維他命、礦物質和抗氧化劑。

　　不包括穀類、乳製品及豆類的飲食夠營養嗎？柯代恩認為夠！因為這種飲食是人類250萬年來（除了最近1萬年）的飲

食。他和他的研究團隊計算了數百種不同組合的份量和種類的植物和動物食品，結果每一種組合的營養都超過政府的建議攝取量（recommended dietary allowance, RDA）。接著計算保護心臟病和癌症的多種營養成分時，舊石器時代的飲食也都超越現代以穀類和乳製品為主的飲食。這些營養成分包括：

- 維他命C
- 維他命 B_{12}
- 維他命 B_6
- 葉酸（folic acid）
- 鎂
- 鉻
- 鉀
- 硒
- 水溶性纖維
- ω-3脂肪酸和單元不飽和脂肪酸
- β 胡蘿蔔素（β-carotene）和植物性化合物

舊石器時代 vs. 現代美國

柯代恩博士以一名25歲的女性在美國一般市場可以買到

的食物，以一天攝取2,200卡路里的假設做出舊石器時代飲食和現代美國人代表性飲食的營養成分比較，詳細討論如下。有關營養數字列在**表**8-1A，分析在**表**8-1B。

舊石器時代飲食的2,200卡路里約有一半來自動物，另一半來自植物。下面是柯代恩博士的21世紀舊石器時代飲食。

早餐：1/2顆哈密瓜

12盎司烤大西洋鮭魚

午餐：7隻烤大蝦

沙拉（3杯生菠菜、1根紅蘿蔔、1條黃瓜、2顆番茄。調味料成分：檸檬汁、橄欖油、香料）

晚餐：2塊瘦豬肉排

2杯花椰菜

沙拉（2杯生菜、1/2杯番茄片、1/4杯紫洋蔥、1/2顆酪梨、檸檬汁調味料）

點心：1/2杯藍莓

1/4杯杏仁

相對的，美國人的代表性飲食含有很多的加工食品、乳製品、穀類，而缺少水果蔬菜和肉類。美國農業部的飲食金字塔（參閱第9章）也鼓勵大家每天吃6~11份的穀物。

以下是美國人的代表性飲食：

表8-1A　兩種不同飲食的營養比較

營養份	舊石器時代飲食		美國人代表性飲食	
	每日攝取量	RDA(%) *	每日攝取量	RDA(%)
蛋白質	190.0　公克	379	62.0　公克	57
碳水化合物	142.0　公克		309.0　公克	
脂肪	108.0　公克		83.0　公克	
飽和	21.0　公克		29.0　公克	
單元不飽和	54.0　公克		19.0　公克	
多元不飽和	21.0　公克		10.0　公克	
ω-3	6.7　公克		1.0　公克	
水溶性維他命				
B$_1$	4.6　毫克	417	1.0　毫克	95
B$_2$	3.6　毫克	281	1.1　毫克	87
B$_3$	56.2　毫克	374	11.0　毫克	73
B$_6$	5.9　毫克	369	0.3　毫克	20
B$_{12}$	10.3　微克	513	1.8　微克	88
生物素 biotin	113.0　微克	506	11.8　微克	18
葉酸	911.0　微克	506	148.0　微克	82
泛酸 pantothenic acid	11.5　毫克	209	1.8　毫克	32
C	559.0　毫克	932	30.0　毫克	51

* RDA (Recommended daily allowance)，建議攝取量

脂溶性維他命						
A	6861.0	RE	858	425.0	RE	53
D	0.0	微克		3.1	微克	63
E	26.5	毫克	331	2.7	毫克	34
K	945.0	微克	1,454	52.0	微克	80
巨量礦物質（macrominerals）						
鈉	813.0	毫克		2943.0	毫克	
鉀	8555.0	毫克		2121.0	毫克	
鈣	890.0	毫克	111	887.0	毫克	111
磷	2308.0	毫克	289	918.0	毫克	115
鎂	685.0	毫克	245	128.0	毫克	46
微量礦物質（microminerals）						
鐵	21.5	毫克	143	10.2	毫克	68
鋅	19.8	毫克	165	3.9	毫克	33
銅	3.5	毫克	155	0.4	毫克	19
錳	6.4	毫克	181	0.9	毫克	28
硒	0.1	毫克	267	0.04	毫克	73
纖維	47.0	公克		8.0	公克	
β 胡蘿蔔素	3583.0	微克		87.0	微克	

資料來源：Cordian, Loren, PhD, *The Paleo Diet*, 2011, Houghton Mifflin Harcourt Publishing Co., NY.

表8-1B　兩種不同飲食的營養份析

營養份	舊石器時代飲食	美國人代表性飲食
蛋白質	（33%）RDA的幾乎4倍	只有RDA的一半多
碳水化合物	（25%）	
脂肪	（42%） 雖然總脂肪酸量較高，都是好脂肪，如單元不飽和脂肪酸和ω-3	總脂肪酸量低 飽和脂肪酸很高 不飽和脂肪酸低 ω-3脂肪酸每日只有1公克，是舊石器時代飲食的1/7
維他命	每種維他命，除了D以外，都超過政府建議攝取量（RDA）1.5倍到10倍以上 含有多量的抗氧化劑維他命（A、C、E）、硒和植物化合物，如胡蘿蔔素 富於維他命B類（B$_6$、B$_{12}$以及葉酸） 這種飲食幾乎沒有維他命D。舊石器時代的人在戶外活動，強烈的陽光紫外線會把皮膚的膽固醇化為維他命D。如果你沒有機會曬太陽，就需要服用維他命D劑或魚肝油	維他命B群比RDA低很多 油溶性維他命A、E及水溶性的C、泛酸、都只有RDA的32~80%
纖維	高量纖維（47公克）有助腸的機能，防止便秘	纖維含量低，只有8公克
礦物質	鹽份低，所以鈉和氯含量低 鉀含量高 高鉀／低鈉可避免高血壓、腎結石、氣喘、骨質疏鬆和其他慢性病	鈉比舊石器時代飲食高3倍，鉀低4倍，造成酸鹼不平衡 鎂太少，只有RDA的46% 鋅和鐵太少，只有RDA的33%和68%。如果又缺少維他命A和C，就會影響免疫力，容易受感染

早餐：2杯玉米薄片和8盎司牛奶、1大匙糖

1個丹麥糕餅（Danish pastry）

1杯咖啡、1匙糖、1匙奶精

因為早餐含有太多的精製碳水化合物，血液內的胰島素大量增加，使血糖降低過快，沒過多久就會感到飢餓，於是中午前又吃了1個甜甜圈和1杯咖啡，加1份奶精及糖。

午餐：1份麥當勞漢堡

1小份炸薯條

1~2杯可樂

晚餐：2片起士披薩

1小份沙拉（1/2杯萵苣、1/2杯番茄、2大匙千島沙拉醬）

12盎司檸檬蘇打

新鮮的水果和蔬菜含有大量的維他命和抗氧化性物質等植物性化合物，是防止癌症和心臟病的最好飲食。相反的，穀類、乳製品、加工食品所含有的養份較少，所以當你以這些食物取代水果和蔬菜時，自然就降低營養的攝取。這就是美國人飲食習慣的現實。

因為美國人的飲食中有很多的穀類（6份）和糖（123公克），他們的血糖和胰島素都較高。如果胰島素持續提高，就

是「高胰島素血症」（hyper-insulinemia）症狀，變成X症候群的可能性增加。後者是許多病的集合總稱，包括糖尿病、高血壓、高膽固醇及肥胖症（參照第6章）。

農業時代飲食的缺點

舊石器時代於250萬年前在非洲開始，第一次製造了粗石器。農業時代約1萬年前在中東開始，第一次有了農莊，種植和採收麥種，後來又種植大麥、豆類，和飼養一些家畜，如羊、豬等。

但是這些穀類和豆類含有一種叫做「凝集素」（lectins）的物質。這種物質是蛋白質和碳水化合物的結合物，是植物為了警告動物不要吃它們，所以被吃後留在動物體內作怪報復的物質。

穀類含有多種不同的蛋白質，有的對身體好，有的卻有害，凝集素就是主要的壞蛋白質。其中有一種叫做麥胚凝集素（wheat germ agglutinin, WGA）。所有穀類都含有WGA，但是含有麩質（gluten）的穀類，如麥、裸麥、大麥及粟，對人體影響最大。玉米和米也一樣，但是如果不常食用影響就不大。

蛋白質在消化器官內會分解為胺基酸，為人體所吸收。但是這些含有大量脯胺酸（proline）的麥胚凝集素類，在正常消

化過程中很難分解消化而以原狀存在，造成困擾。

不能分解（為胺基酸）的凝集素，就會附著在腸內腔（intestinal lumen）的受體和腸內層（intestinal lining）以蛋白質原狀運行，等待機會侵入體內。凝集素在腸內外的破壞行動會引起免疫系統的防衛反應，製造抗體攻擊凝集素。但是如果免疫系統反應過度，不但產生發炎現象，抗體還會攻擊自己體內的蛋白質，破壞身體組織和器官的功能。一旦腸壁受到傷害，所有腸內物，不管好壞，都可能被吸收，進入體內。

凝集素產生的上述生理作用是自體免疫疾病，包括腹瀉症（celiac disease）、類風濕性關節炎（rheumatoid arthritis）、狼瘡（lupus）、多發性硬化症（multiple sclerosis）等病。

WGA和其他凝集素還有抑制轉麩胺醯胺酶（transglutaminase, TG）的作用。這種酶能修整身體所製造的每一個蛋白，所以凝集素一旦抑制TG，就會影響到身體每一個器官系統。

任何能傷害腸內壁的物質，如細菌、病毒、寄生蟲、酒精、穀物、豆類、乳製品等，都會使本來無害的食物產生自體免疫和過敏。

凝集素存在於麥、雲豆（kidney beans）（PHA）、大豆（SBA）和花生（PNA）中，可能會增加腸的滲透性，讓未完全消化的食物蛋白質和腸內的細菌滲入血液內（酒精和辣椒也有同樣作用）。通常免疫細胞會把這些外來物質破壞掉，但是

凝集素會破壞免疫系統的這種能力。

21世紀舊石器時代飲食

　　按照柯代恩博士的研究，舊石器時代飲食非常簡單，不需要計算份量或卡路里。主要成分為蔬菜／水果和肉類。

- 瘦肉：魚、海鮮、家禽、豬、牛、內臟、野生動物肉（game meats）。
- 蔬菜：不包括富於澱粉的塊莖（tuber），如番薯、山藥（yam）和甘薯（sweet potato）。
- 水果：不包括水果乾。

　　重點在於高品質，肉要低脂蛋白，蔬菜和水果要升糖指數低的。指數高的食物會使血糖快速增加。

1. 肉

　　瘦肉的意思不是無脂肪，而是無壞脂肪。各種瘦肉都可以吃。為了得到充分的蛋白質，每餐都要吃動物肉，但同時也要吃蔬菜和水果。一般人的蛋白質攝取量應該是每天200~300公克以下，約為每天卡路里攝取量的30~40%。如果脂肪太多，

就會抵消高蛋白質的效果。

野生動物肉的脂肪含量約為15~20%（以熱量計算）；市面上的瘦牛肉，切除看得見的脂肪後，還約有35~40%的脂肪，較肥的牛肉可能含65~80%。這些肉不但脂肪含量較高，而且是壞的脂肪。市面上的肉除非特別標示，都來自飼養場，是以玉米和高粱餵食的，含有極少的 ω-3 和很多的 ω-6 脂肪酸。這兩種脂肪對身體發炎的影響已在第4章討論過。

蛋的脂肪含量（62%）比蛋白質高（34%），所以吃太多會增加體重。但是一週吃6顆 ω-3 強化的蛋是可以接受的。

2. 蔬菜水果

每餐都要吃蔬菜和水果。其他也經常要有堅果、種子和健康的油（亞麻籽、橄欖和芥菜籽）。碳水化合物及澱粉含量高的塊莖，如番薯及甘薯等，不在此內。水果乾只能吃少量，因為它的升糖負荷（glycemic load）太高，會使血糖快速增加。

堅果含有油份，為單元不飽和脂肪酸，所以如果你關心體重，一天攝取量不應該超過4盎司。除了核桃含有較多的 ω-3 脂肪酸，其他堅果含有較多的 ω-6 脂肪酸，所以吃太多也會影響體內 ω-3 和 ω-6 脂肪酸的平衡。

3. 避免加工精製的食物

　　除了蜂蜜，所有糖類、乳製品和鹽份過高的食品都不屬於舊石器時代的飲食。幾乎所有的加工食品都以3~4種下列的材料為基礎：糖、澱粉（麥、番薯、玉米、米）、油、乳製品、鹽、香料。因為糖和澱粉都是精製的，升糖指數高，會使人體血糖濃度快速升降變化，讓胰島素的代謝受扭曲，導致肥胖症、糖尿病、心臟病和其他慢性病。

　　舊石器時代飲食要避免下列食物：

- 乳製品食物：牛油、牛奶、優酪乳、乳脂。
- 穀物：大麥、玉米、粟、燕麥、米、裸麥、高粱、麥。
- 類似穀物的種子：莧菜（amaranth）、藜（quinoa）、蕎麥（buckwheat）。
- 豆類：所有豆類、紅豆、黑豆、鷹嘴豆（garbanzo bean）、扁豆（lentils）、大豆、花生。
- 澱粉性蔬菜：塊莖、番薯、樹薯。
- 含鹽食物：火腿、熱狗、加工肉、醃漬物、鹽份香料、幾乎所有的肉罐頭、魚罐頭。
- 肥肉。
- 冷飲、果汁。
- 糖果。

第9章 健康加齡的飲食

　　人體所需要的營養素可分為巨量營養素和微量營養素二大類，前者包括蛋白質、碳水化合物和脂肪，後者包括維他命、礦物質、植物性化合物及纖維。同時我們也要注意攝取足夠的必需胺基酸和必需脂肪酸。

　　舊石器時代的飲食主要為植物葉和根、水果、魚和肉，是250萬年演化的過程中演變出來，最適應人類基因的食物。農業時代的歷史只有約1萬年，算是人類全部歷史的一剎那而已。農產品不是完全適合人類的健康食物。

我的金字塔／我的餐盤飲食

　　美國農業部於2005年公佈了新的「我的金字塔」（My Pyramid），把食物分為6類，在旁邊加了一個人在爬樓梯的圖，強調運動的重要性，如圖9-1所示。2011年又改名為「我的餐盤」（My Plate），但是內容並沒有很大的改變。

圖9-1 2005年「我的金字塔」飲食

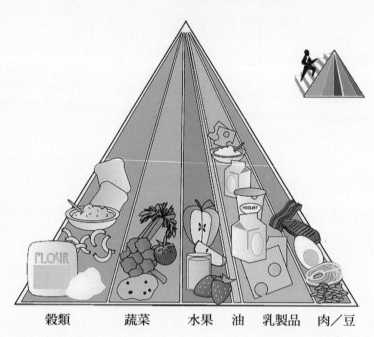

穀類　　蔬菜　　水果　油　乳製品　肉／豆

　　「我的金字塔」推薦以下6類食物的攝取量（根據每人每天中等活動量30分鐘以下，熱量攝取2,000卡的人）。

1. 穀類：每天吃5~8盎司，至少有一半是全穀。
2. 蔬菜：每天吃2.5~3杯。多吃深綠葉和橘色蔬菜。多吃乾豆（dried beans and peas），如花豆（pinto beans，亦稱斑豆）、雲豆及扁豆。

3. 水果：每天吃2杯，可以是新鮮的、罐頭、冰凍或水果乾。水果比果汁營養高、熱量低，所以要少喝果汁。

4. 牛乳：每天喝3杯。牛乳有豐富的鈣，但是要低脂或無脂乳製品。

5. 肉和豆：每天吃5.5~6.5盎司低脂肉或瘦肉和家禽類，攝取多種不同的蛋白質，多吃魚、豆類、豌豆、堅果和種子。

6. 油：吃魚、堅果和植物油。限制固體脂肪，如奶油、人造奶油及動物油。

「我的餐盤」則提供下面10項建議：

1. 平衡熱量的攝取和消耗。

2. 享受飲食，專心、慢慢用餐，注意吃飽的信號，減少食量。

3. 使用較小的餐盤，開始吃以前就決定份量。

4. 常吃蔬菜、水果、全穀、牛奶（1%或脫脂）和乳製品。它們提供足夠的營養，可做為三餐和零食的基礎。

5. 餐盤的一半應該有紅、橘、深綠和其他各種顏色的蔬菜和水果。

6. 改用脫脂或低脂（1%）的牛奶。

7. 穀類有一半要全穀。

8. 減少攝取含有較多飽和脂肪酸、糖、鹽的食物。

9. 減少鹽份的攝取。

10. 改喝不甜的水，不要喝含糖冷飲。

我的金字塔／我的餐盤的推薦有如下的優缺點：

(1) 穀類

穀類至少一半是全穀，似乎表示另一半可以是精製澱粉。精製和其他升糖指數高的澱粉會快速提高血糖，容易產生糖尿病、導致心臟病。另外對加工食品內的糖份也沒有特別交代。這兩個項目是美國人所攝取的總熱量的8%，比其他任何項目都高。

穀類主要是澱粉，含有很少其他養份。它在體內會產生淨酸值。酸性食物包括肉、魚、穀物、豆類、乳製品、鹽；鹼性食物包括蔬菜、水果。兩種食物要平衡，脂肪酸屬中性。

(2) 蔬菜和水果

這些健康食物供給纖維、維他命、礦物質、抗氧化劑和植物性化合物等。深綠色葉蔬菜也含有18碳的 ω-3脂肪酸 α 次亞麻油酸（α-linolenic acid, ALA）、輔酶Q10（co-enzyme Q10）和麩胺基硫（glutathione），後二者都是保護細胞的抗氧化劑。深顏色的水果和蔬菜，如藍莓、哈密瓜、西瓜、紅椒

，都有抗氧化劑和植物性化合物。番茄有胡蘿蔔素（α 和 β）及番茄紅素，也是很強的抗氧化劑。綠色藥草如迷迭香、牛至和麝香草都含有抗氧化劑。

(3) 豆類

豆類含有蛋白質和 ω-6 脂肪酸，但是較少的 ω-3 脂肪酸；而且飽和脂肪和膽固醇都很低；它們也富於纖維；另外還有兩種成分左旋麩醯胺酸（L-glutamine）和左旋精胺酸（L-arginine），可以調節血壓。很多豆類有多量的葉酸，可以降低血液中的高半胱胺酸（homocysteine），減少心臟病的風險。豆類包括豌豆、大豆（soy beans）和其他多種，都是很好的蛋白質來源。大豆含有某些抗氧化劑和抗癌化學物，如金雀異黃酮（genistein）和大豆異黃酮苷素（daidzein）。

但是豆類亦含有凝集素，有礙身體正常運作，所以要小心或避免，因此要注意自己身體的反應（參照第 8 章）。

(4) 乳製品

推薦乳製品的理由通常是補充鈣質，可以避免骨質疏鬆、防止骨折。但是骨折發生最多的國家卻是消耗乳製品最多的國家。鈣質是身體所必需的，不但要攝取，還要注意排泄流失。飲食的酸鹼性對鈣質排泄有很大的影響。乳製品，尤其是起士在體內會產生很高的淨酸負荷（acidic loads）。況且攝取太多乳製品也不一定安全，可能提高男性前列腺癌和女性卵巢癌的

風險。

(5) 魚、肉

低脂肪肉、瘦肉可供應適量的蛋白質。每餐要有蛋白質。素食者要特別注意有足夠的必需胺基酸。

魚是很好的蛋白質來源，含有較多的不飽和脂肪酸，較少的飽和脂肪酸。深海魚是 ω-3脂肪酸的很好來源，多半集中在深色肌肉，不過要注意重金屬含量。淡水魚的脂肪含量較少，而且污染的可能性較大。人工養殖魚的脂肪要看飼料而定，如果是用地上飼料，ω-3脂肪酸就較少，而且養殖區擁擠及抗生素、荷爾蒙的使用情形也會影響魚的品質。

放養（free range）、草飼的動物，如雞肉和蛋都是很好的蛋白質來源，而且也含有些許的 ω-3脂肪酸。若不是草飼，餵魚粉也可以，因為魚粉含有EPA/DHA。如果雞蛋來源是以魚粉為飼料的雞，則會含有EPA/DHA（omega-3），蛋黃的營養非常高，含有葉黃素（lutein）和玉米黃素（zeaxanthin），都是很強的抗氧化劑，可以保護眼睛的水晶體，防止白內障（cataract）。蛋黃的另一個成分卵磷脂（lecithin）是細胞膜的重要成分。如果每天吃一顆蛋，不會有過多的膽固醇。

(6) 少量的堅果

堅果是蛋白質和油酸（oleic acid）很好的來源。後者可以保護低密度脂蛋白膽固醇和細胞膜被氧化。堅果含有鋅、錳、

鉀，胡桃（pecans）和核桃（walnuts）含有 α 次亞麻油酸。

(7) 脂肪和油

第4章說明過 ω-3脂肪酸的重要性。ω-3脂肪酸是必需脂肪酸，身體不能製造，所以必須從食物中攝取。「我的金字塔」不但沒有注意到 ω-3脂肪酸的攝取，而且所推薦的油，包括植物油和堅果，都是富於 ω-6脂肪酸的油，這樣反而提高 ω-6/ ω-3脂肪酸的比率，有礙健康。適量的 ω-6脂肪酸是需要的，但是過多反而有害。如果提高 ω-3脂肪酸和其所產生的類20碳酸，就可以緩和 ω-6系脂肪酸所產生的類20碳酸的發炎作用。維持兩者平衡，就是造就健康的身體。

要維持兩者的平衡，我們需增加 ω-3脂肪酸的攝取。所有的油和脂肪都會爭取細胞膜的位置和受體位置（receptor site），所以一定要同時減少其他非 ω-3脂肪酸油和脂肪的攝取才有效。但是「我的金字塔」飲食不能達到這個目的。

臺灣版的每日飲食指南

臺灣衛生署食品藥物管理局在2012年（民101年）發佈了「國民飲食指標手冊」（第一版第一刷）。這本手冊建議國人依照它的「每日飲食指南」所推薦的6大類食物，適當選擇搭配飲食。每個人可以依照手冊裡的附表計算自己每天的熱量消

耗，攝取同等熱量的這6類飲食。

臺灣6大類食物基本上與美國農業部的「我的金字塔」相同，如**表9-1**所示。

這種飲食的優點和缺點已討論過，這裡要再強調的是：

(1)全穀根莖類的血糖指數各有不同，因而糖份吸收速度和對血糖濃度的影響也不一樣，而且推薦量似乎相當高。在臺灣，糖尿病算是一種主要疾病，所以選擇哪些全穀根莖類是很重要的。

表9-1　臺灣和美國飲食推薦比較

臺灣（每日飲食指南）	美國（我的金字塔）
1. 穀類：全穀根莖類（未精製）：1碗 　　全穀根莖類（其他）：0.5～2.5碗	穀類至少一半是全穀：5~8盎司
2. 豆魚肉蛋類：3~8 份	5.5~6盎司
3. 低脂乳品類：1.5~2杯	3杯
4. 蔬菜類：3~5碟	2.5~3杯
5. 水果類：2~4份	2杯
6. 油脂與堅果種子類：4~8份 　　油脂類：3~7茶匙 　　堅果種子：1份	

(2)豆魚肉蛋類中，豆含有較多的糖份，魚肉蛋則不含糖份，所以兩者的熱量計算法應該不一樣，不能互相替代。兩者對血糖及胰島素的影響因此也不一樣。

(3)低脂乳品類是精製食品，是乳品經過加熱殺菌和脫脂而來的，在加熱過程中可能會破壞掉一些營養成分，脫脂過程中則會除去脂溶性營養成分，如維他命A、D、K等。雖然市面上的產品再以合成的維他命強化，但恐沒有原來的強。乳製品是淨酸性對鈣質吸收的問題，前面已經討論過。

(4)蔬菜是很重要的食物，含有約5：1的醣類和蛋白質，以及很多營養素，應該多吃。

(5)水果類主要是醣類，還有微量營養素。

(6) 油脂與堅果種子類也有很多不同的種類，各含有好的、壞的或必需脂肪酸。脂肪酸不能只分為飽和脂肪酸和不飽和脂肪酸。尤其是平衡的 ω-3 和 ω-6 脂肪酸最重要，一般植物油含有較多的 ω-6 脂肪酸，這在前一節已討論過。

臺灣的心臟病死亡率相當低，是否有什麼飲食因素使然，應該好好研究。如果貿然直接採用西方標準，恐怕會跟他們一樣，讓心臟病成為主要死因。

也許臺灣人的飲食有良好的 ω-3 和 ω-6 脂肪酸比率，但是這要實際測量來證明。有些國家，尤其是以色列，其心臟病

發生率／死亡率隨著亞麻油酸（linoleic acid）攝取增加而上升。以色列人攝取動物脂肪／膽固醇和熱量都比美國人低，但是他們的心臟病、肥胖症、糖尿病和多種癌症都和美國人差不多。他們是美國「金字塔」飲食的模範生，但並不是很健康。他們的 ω-3 和 ω-6 脂肪酸比率為 22：1。

改良金字塔飲食

根據上面的討論，筆者把美國農業部的「我的金字塔」修改成「改良金字塔」，如**圖 9-2** 所示。筆者在這裡保持蔬菜、水果和油的三個格位，把穀類格位改成富於 ω-3 脂肪酸的魚、海產、放養草飼動物肉及強化 ω-3 脂肪酸的食物，把乳製品格改增為蔬菜，把肉／豆的格位改成肉、豆、穀類及乳製品等農產品。但是這些農產品要看個人體質，而且要注意傾聽身體的反應。盡量避免加工精製食物、含糖食物及飲料。這樣改良金字塔就含有巨量營養素和微量營養素，也就是蛋白質、碳水化合物、脂肪、維他命、礦物質、植物性化合物、纖維、必需胺基酸和必需脂肪酸。

這個「改良」飲食基本上採用舊石器時代飲食的觀念，減少農作物的份量。健康的飲食需要約一半的熱量來自肉魚類等蛋白質，其餘來自充分量的蔬菜和水果、適量的堅果、種子和

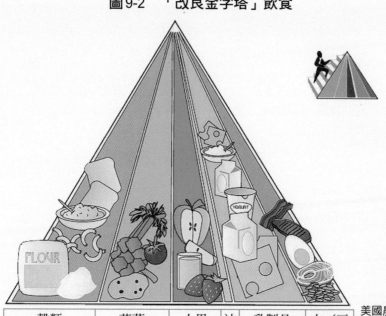

圖9-2 「改良金字塔」飲食

穀類	蔬菜	水果	油	乳製品	肉／豆	美國農業部 金字塔
深海魚、海產 強化 ω-3脂 肪酸食物 放養草飼肉	蔬菜	水果	油	蔬菜	肉、豆 穀類 乳製品	改良金字塔

健康的油（亞麻籽、橄欖、芥菜籽）。但是並非所有的蔬菜水
果都是好的。升糖負荷太高的澱粉類植物，如番薯、甘薯、山
藥都不算是太好的食物，因為它們會很快的被吸收而提高血糖
。如果你肚子餓或不知所措，就從高蛋白質、低脂肪的食物開
始吃。低脂蛋白是降低食慾、提高新陳代謝、燃燒身體脂肪的

表9-2　魚的 ω-3 脂肪酸含量

煮熟的魚			
魚（3盎司）	ω-3脂肪酸		總和
	EPA	DHA	
鯷魚 Anchovies：油泡罐裝，瀝乾	650	1,100	1,750
鱸魚 Bass：海	180	470	650
條紋	180	640	820
比目魚 Flounder	210	220	430
大比目魚 Halibut：大西洋／太平洋	80	320	400
格陵蘭	570	430	1,000
鯡魚 Herring：大西洋	770	940	1,710
鯖魚 Mackerel：大西洋	430	590	1,020
國王鯖魚 King	150	190	340
太平洋	560	1,020	1,580
西班牙	250	810	1,060
鮭魚 Salmon：大西洋，養殖	590	1,240	1,830
大西洋，野生	350	1,220	1,570
國王鮭魚 Chinook	860	620	1,480
銀鮭 Coho，養殖	350	740	1,090
銀鮭，野生	340	560	900
粉紅，罐裝	310	590	900
粉紅	460	640	1,100
紅鮭魚 Sockeye	450	600	1,050
沙丁魚 Sardines：大西洋	400	430	830

鱒魚Trout：混種	220	580	800
彩虹鱒Rainbow Trout，養殖	280	700	980
彩虹鱒，野生	400	440	840
海鱒Sea Trout	180	230	410
鮪魚Tuna：黑鮪魚Bluefin	310	970	1,280
白鮪魚White，水浸罐裝，瀝乾	200	530	730

最佳食物。

　　這種飲食也達到了酸鹼性平衡的目的。這裡所講的酸鹼性不是食物的味道，而是食物在體內新陳代謝後產物的酸鹼性。例如食物所含的磷成分在代謝後變成磷酸，需要弱鹼來中和。如果所產生的酸太多，就需要從骨質溶取鈣質；長此以往，會助長鈣質和肌肉的流失。

　　在第8章已經討論過穀類和豆類含有凝集素的蛋白質，可能危害身體，引起自體免疫疾病。柯代恩博士的研究顯示，以蔬菜／水果和魚／肉為基礎的舊石器時代飲食，沒有農業產物，反而有更豐富的營養（參見**表8-1A**和**表8-1B**）。所以我們應該限制穀類早餐和加工過的穀類粉，斷絕高碳水化合物、高油脂食物，如洋芋片、薯條和其他速食。攝取蔬菜、水果，最好是新鮮且是當季作物。

　　表9-2列出 ω-3脂肪酸較高的魚的含量。**表**9-3列出一些

表9-3　食物的 ω-6 和 ω-3 脂肪酸的比率

	食物	量	脂肪 （公克）	ω-6 （毫克）	ω-3 （毫克）	比率 （ω-6:ω3）
堅果類	杏仁，烤乾	1盎司	15.0	3,590	0	∞
	巴西栗 Brazil nuts	1盎司	18.8	5,820	10	582
	腰果	1盎司	13.1	2,170	50	43
	澳洲胡桃 Macadamia nuts	1盎司	21.5	370	60	6
	花生	1盎司	14.1	4,450	0	∞
	胡桃	1盎司	20.4	5,850	280	21
	阿月渾子 pistachio nuts（開心果）	1盎司	12.6	3,750	70	53
	南瓜籽，乾	1盎司	13.0	5,870	50	117
	向日葵籽，乾	1盎司	14.1	9,250	20	463
	黑胡桃	1盎司	16.7	9,380	570	16
	胡桃	1盎司	18.5	10,800	2,570	4
油	鱷梨 avocado 油	1大匙	14.0	1,750	130	13
	菜籽 canola 油	1大匙	13.6	2,840	1,300	2
	椰子油	1大匙	13.6	240	0	∞
	玉米油	1大匙	13.6	7,280	160	46
	亞麻仁 flaxseed 油	1大匙	13.6	1,730	7,250	0.23
	橄欖油	1大匙	13.5	1,320	100	13
	花生油	1大匙	13.5	4,320	0	∞
	紅花 safflower 油	1大匙	13.6	10,149	微量	77
	芝麻油	1大匙	13.6	5,620	40	141
	大豆油	1大匙	13.6	6,940	920	8
	向日葵籽油，油酸>70%	1大匙	14.0	500	30	17
	胡桃油	1大匙	13.6	7,190	1,410	5

穀類	大麥，小粒狀，煮熟	1/2杯	0.4	150	20	8
	小麥麩，粗製	2大匙	0.3	150	10	15
	蕎麥	1/2杯	2.9	820	70	12
	燕麥，未加工的	1/2杯	5.4	1,890	90	21
	長粒糙米，煮熟	1/2杯	0.9	300	10	30
	小麥片，乾	1/2杯	0.9	360	20	18
豆類	黑豆，煮熟	1/2杯	0.5	110	90	1
	豇豆black eyed beans，煮熟	1/2杯	0.5	120	70	2
	鷹嘴豆，煮熟	1/2杯	2.1	910	40	23
	各種雲豆，煮熟	1/2杯	0.4	90	150	1
	花豆，煮熟	1/2杯	0.6	70	90	1
	黃豆，煮熟	1/2杯	7.7	3,840	510	8
	豆腐，中硬度，含硫酸鈣	3盎司	4.1	2,020	270	7
人造奶油	人造奶油，脂肪80%，條	1大匙	11.4	2,920	310	9
	人造奶油Canola Harvest	1大匙	11.0	2,000	1,000	2
蔬菜	蘆筍，煮熟，瀝乾	1/2杯	0.2	70	30	2
	花椰菜，煮熟	1/2杯	0.3	30	110	<1
	高麗菜，新鮮，切碎	1杯	0.1	20	30	1
	芹菜根，煮熟，瀝乾	1/2杯	0.2	70	10	7
	長葉萵苣romaine lettuce，新鮮，切碎	1杯	0.2	30	60	<1
	綠豌豆，煮熟，瀝乾	1/2杯	0.2	70	20	4
	菠菜，煮熟，瀝乾	1/2杯	0.2	10	80	<1

堅果、油、穀類及豆類的 ω-6和 ω-3脂肪酸的含量和比率。

從**表**9-3的資料，我們可以做下列的觀察：

(1) 堅果和種子

只有胡桃有較好的 ω-6/ ω-3比率（4），其他堅果和種子都有高 ω-6脂肪酸含量。

(2) 油

亞麻籽是 ω-3脂肪酸最好的植物來源，其他油都有高的 ω-6脂肪酸含量。植物來源是18個碳的構造，需要在動物體內再加2個碳變成20個碳脂肪酸才有效。從油菜籽（rapeseed）榨出來的油菜籽油（Canola oil），有很好的 ω-6/ ω-3脂肪酸比率，但是也含有高量的芥子酸（erucic acid）。最近的實驗顯示大量的芥子酸對動物的心臟構造與功能和其他的器官有不良作用，所以應該避免。

(3) 穀類

一般而言，穀類的 ω-6/ ω-3脂肪酸比率都很高。

(4) 豆類

黑豆、豇豆、雲豆、花豆有較好的比率。鷹嘴豆的 ω-6脂肪酸比率最高，大豆、豆腐也高。

(5) 蔬菜

相對於穀類的高 ω-6脂肪酸，蔬菜含有很多植物性 ω-3

脂肪酸。1985年，司馬波羅醫師（Artemis Simopoulos）首先報告綠葉植物是 ω-3脂肪酸的重要來源。植物性 ω-3脂肪酸 α 次亞麻油酸，在光合作用中扮演重要角色。相反的，屬於 ω-6脂肪酸的亞麻油酸較安定，儲存在種子裡，一直到發芽時再轉變成 α 次亞麻油酸，促進光合作用。

　　下頁**表**9-4是各種蔬菜水果所含植物性化合物所呈現的顏色。

表9-4　蔬菜水果的顏色和成分

顏色	成分	蔬菜／水果
綠色	硫氰酸鹽thiocyanates，吲哚素 indoles，葉黃素，玉米黃素，蘿蔔硫素，異硫氰酸鹽 isothiocyanates	高麗菜，甜菜 beet greens，羽衣甘藍葉 collard greens，芝麻菜 arugula，青花菜 broccoli，芽球甘藍 brussels sprouts，芥藍，梅乾菜 mustard greens
黃色	檸檬烯 limonene	檸檬，柑橘類水果
橘色	胡蘿蔔素	芒果，胡蘿蔔，杏，辣椒，哈密瓜，南瓜（西葫蘆 squash），山藥，番薯，南瓜
紅色	番茄紅素	番茄，西瓜，葡萄柚
紫、紅、橘色	白藜蘆醇，鞣花酸，花青素 cyanidin，槲黃素 quercetin	紅酒，葡萄，草莓，覆盆子
褐色	金雀異黃酮，皂素 saponins，植物固醇 phytosterols，蛋白酶抑制劑 protease inhibitors	大豆，綠豆，花生，豆干
白色	硫化丙烯 allyl sulfide，橘皮黃素	韭菜，大蒜，蔥，蒜頭，蘋果，洋蔥

第10章 健康加齡的運動

運動能促進血管產生荷爾蒙一氧化氮，擴張血管，增加血流量，輸送氧氣和養份到身體各部門，增進健康。運動對血管的好處，我們在第4章和第6章已稍微討論過。運動對血糖的運用和儲藏有重要的影響，也能提高胰島素的敏感度。相反的，不運動會加深肥胖症和胰島素缺乏的後果。在免疫方面，運動會加速免疫細胞的循環，更有效地攻擊細菌和病原體。

活著就要動

事實上，運動是一個人的青春血源泉。它讓你身形合宜、纖瘦、健康，保護心臟、骨骼、腦，以及防止癌症、延長壽命。很多世界上藍色地帶、長壽地區的人，日常生活中自然就含有很多的運動量。那些地方的長者往往繼續從事勞力的工作，如砍柴、挑水、種菜、打掃庭院等。

舊石器時代人的運動量更不用說了，他們一天走10多哩

，相當於一般人的2萬步以上。1萬步約等於300卡路里的熱量。在澳洲，曾經有7個人做過一個實驗。他們住在未開墾叢林地區重演150年前的拓荒者生活，一週內消耗的熱量是現代辦公人員的2~3倍，相當於每日多走10哩路。

香港大學一項研究顯示，35歲以上的死亡有20%可歸因於身體缺乏活動，這個數字高於抽菸致死的比率。他們同時也發現不活動因素對死亡的影響很大，例如癌症，男女各增加45%和28%；呼吸道疾病，男女各增加92%和75%；心臟病，男女各增加52%和28%。

身體不活動是目前最嚴重的健康問題之一，它對細胞老化的影響大於肥胖症和抽菸，是每年190萬人的主要死亡因素，也是很多疾病，如乳癌、腸癌和糖尿病（10~16%）及心臟病（22%）的死亡因素。每樣省力省工的工具都有其卡路里代價，身體不用就會喪失功能。活動量最多和最少的人的端粒（telomere）長度差異約相當於9年的年齡；端粒指的是染色體尾端，對保持染色體的穩定性與基因組的完整具有重要功能。端粒長度與細胞壽命成反比，端粒變短將使染色體容易纏黏，使細胞發生異常並步入死亡。

運動所帶來的好處，並不是來自健身房或競爭性的運動比賽，而是來自身體日常活躍的生活習慣。這種生活習慣對維持生命過程的身體器官和功能有強力的影響。

走　路

　　走路是最簡單、每天隨時可以做的運動。你不需要任何器具、設備，隨時隨地都能進行。例如走路上下班、上街購物，或在機場大樓等種種的場合盡量不用電梯。一般人走路是每分鐘45步，快走每分鐘要100~160步，跑步當然更快速。結果都是一樣：燃燒脂肪、健壯肌肉、幫助心血管系統。這種方法也不會扭傷肌肉。一般人的2千步約等於1哩，1萬步約等於5哩。

　　最近的一項研究顯示，從65歲以後的走路速度可以預測一個人的壽命。男性到了80歲以後如果還能每小時走1哩，就有10%的機率活到90歲，女性的機率則高達23%。如果每小時能走到3.5哩，則男性的機率增加到84%，女性更是增加到86%。

　　人活在世上本來就是要走動的，我們的祖先為了採集食物不得不經常走很多路。但是科學發達後，使我們不需要走路也可以生活，而且養成常坐不動的生活習慣，完全與舊石器時代人類的生活相反。我們要重新把運動納入生活的一部分，盡量避免現代省力省工的發明。美國疾病管制中心報告，懶惰對高血壓、高膽固醇的風險度和香菸之於心臟病是一樣的。

　　每天走30分鐘是很好的初步目標，一次走滿或分段進行

都可以,但是一定要實行。用計步計和手錶可以測量走路的速度,了解身體的進展。走路前要做數分鐘的暖身運動,增加肌肉的血液循環和體溫,才能達到最大的效果;先慢走數分鐘也可達到暖身的目的。運動後舒伸四肢2~3分鐘也是需要的。

我們對加齡老化的過程還不了解,所以無法延緩或逆轉。但這並不是說隨年紀的增加一個人的體能就必須惡化。遺傳表現的可塑性讓我們能夠以改變生活習慣的方法保持身體的功能。按照波茲醫師的說法,一般人因為不活動,隨著年齡增加身體功能就每年退化2%,假如30歲時的體能是最高點,那麼到65歲時就降低到35%,可以說是很衰弱了。但是如果一個人做適度的運動,保持高度的體適能(fitness),就可以保住每年退化在0.5%的程度,到70歲時還可以保持著85%的體能。波茲醫師稱前者為一般的老化(usual aging),後者為成功的老化(successful aging),筆者稱前者為老化(年紀增加+身體退化),後者為加齡(年紀增加)。

在中國的廣東人平均壽命是73/75(男/女)歲,但是在香港、澳門、新加坡卻是很高的80~82歲,他們的基因和飲食生活習慣應該和原祖籍的中國人一樣,沒有因移居而改變。很明顯的,這三個城市在西方制度下有現代化的醫療和公共衛生政策是他們長壽的一個重要原因。同樣的,移民到美國加州的廣東人的平均壽命也是很高的80.4/85.2(男/女)歲。可是同

樣住在加州的白裔平均壽命卻是較低的75.5/80.1（男／女）歲，而且也比他們原祖籍國的西歐人低。加州白裔的平均壽命和美國人幾乎一致，居全世界國家的第35位。如果包括非國家的地區，則退到第50位。這些現象如何解釋？

這可能有很多因素，筆者認為兩個最重要的因素是走路和開車。住在小地區——香港、澳門、新加坡、各地中國城——的廣東人需要走路，不需要開車。相對的，加州白裔在這個土地廣潤、油價低廉的地方多開車、少走路。很多美國人上下班開車的時間就占一天清醒時段的兩成，美國人母親每天也花費一小時在車子裡。

家庭日常雜務也算是很好的運動。**表** 10-1列出各種雜務的熱量消耗量。

有氧運動

你不應該認為一定要到游泳池或進行其他傳統的運動才算運動。但如果你一定要這樣才算運動，就要先思考什麼樣的活動最適合你：你的時間、你的體能。還有一點，你要個人運動還是團體的運動？

如果你是40歲以上，而且很久沒有運動了，開始運動前最好先與醫師商量。因為有時候一個人身體潛伏的病況並不影

表 10-1 日常雜務的熱量消耗

	雜務	每小時熱量消耗 以體重 150 磅的人為準
室內	燙衣服	120
	購買食品雜貨	175
	整理床鋪	135
	打掃	220
	油漆	135
	整理／收拾購買的食品雜貨	220
	擦地板	400
	吸地板	175
	洗碗	120
	洗窗	250
室外	搬運薪柴	670
	用斧頭砍薪柴	360
	用鏟子挖土	585
	園藝（種植和除草）	460
	木工	300
	用手推機剪草	235
	用梯子油漆	400
	用手鋸修樹	315
	掃葉子	475
	鋸木頭（用手）	315
	洗車	225

響日常生活，但是劇烈運動就有危險。不管如何，運動要溫和的開始，逐步漸進。先走路，後跑步。

　　好的鍛鍊是遵守某些簡單的規則：好好的做暖身運動，每隔一定的間隔要量脈搏，在每個活動之間要完全放鬆，這樣身體就不至於過度負擔，你也會感受到運動的樂趣。鍛鍊不是開車到某個地方，下車，做運動，再上車，開回家。

　　運動的目的不但是要健強手、腳，最重要的是對心臟的影響。好的健康習慣是持久性的，你要選擇最適合你的目的、你的體質、你的生活環境的運動，有規律的執行。從每次15分鐘增加到30分鐘，每週3天增加到5天。在適當時候再增加到1個鐘頭，等等。運動需要前5分鐘暖身準備和後5分鐘的緩和時間。

　　運動讓你感到舒服、自信、減肥、結交新朋友等等，但同時也要小心飲食，不吃不好的零食，運動才有效果。**表10-2**是各種運動消耗的熱量（體重165磅的人）。

　　鍛鍊身體的一個重要目的是增進身體消耗氧氣的效率。有氧運動的激烈度（intensity）和時間長短（length）直接影響你的健康。一般推薦的有氧運動激烈度是最大心跳率（maximum heart rate）的50~75%，這就是所謂的最後脈搏率（final pulse rate）。先把這兩個數字計算好後就可以在運動時運用。

　　最後脈搏率是你在運動時最有效的脈搏速度。要達到運動

表10-2　各種運動的熱量消耗

運動	卡路里/每小時
走路（4哩）	440
走路（2哩）	240
跳繩	740
腳踏車（12哩）	410
跑步（7哩）	920
游泳（1哩）	275
游泳（2哩）	500
網球（單打）	400
長距離滑雪	700

對心臟的最高效果，脈搏速度要升到最大心跳率的50~75%。

最大心跳率的計算法是：220－年齡。

例如一個35歲的人的最大心跳率：220－35＝185下／分

最後脈搏率（185的50~75%）＝95~139下／分

例如一個70歲的人的最大心跳率：220－70＝150下／分

最後脈搏率＝75~112下／分

因為最大心跳率隨年齡而異，所以每個人運動時一定要注意心跳不要超過它的75%，否則會有傷害；相反的，太低則效果不彰。

第11章 性格與生活型態

　　1990年，於加州大學河濱（University of California, Riverside）任教，當時還年輕的傅利曼教授（Howard S. Friedman）和才是第一年研究生的馬丁女士（Leslie R. Martin），很不滿意醫學界研究長壽並不注重個人性格、生活型態及環境差異等因素。他們認為最好是對一群人做針對性格、事業、習慣、壓力及健康和壽命的關係的長期終身研究。

珍貴的特曼檔案

　　但是跟隨研究對象終身百年是研究者花費一生也無法完成的，而且所需費用龐大。當他們發現「特曼檔案」[11-1]的存在時，決定利用這份已存在的資料為基礎，繼續蒐集與增添新資

11-1 Shurkin, Joel, *Terman's Kids: The Groundbreaking Study of How the Gifted Grow up*, 1992, Little, Brown, Boston, MA.

料，因而得到一千多人的完整終身資料，有助於充分了解這些人的壽命因素。

特曼檔案是這樣的：1921年，史丹福大學的心理學家特曼教授（Lewis Terman）為了研究一個人智能領導力的根源，選擇了1,528名聰明有天賦的十多歲男孩和女孩，對他們的一生做了很詳細的紀錄和研究。他所蒐集的資料非常廣泛，包括家庭、課外活動，例如小孩活不活潑、父母婚姻是否幸福、家裡的藏書，等等。對於小孩的個性——謹慎、外向、開朗等，以及成長、工作、成家的過程都包括在裡面。這些研究對象都是1910年左右出生，雖然很多人只活到六十多歲，但是也有很多人活到健康的老年，甚至一百歲。

特曼教授開始這個研究時已經四十多歲，他於1956年80歲前夕去世。與他結婚五十多年的妻子安娜（Anna Belle Minton Terman）在同年稍早去世。特曼在世時，一直和參與的研究對象不斷接觸，保持聯繫，以他認真積極的個性，致力於蒐集這些研究對象的資料，研究他們的個別性格、生活型態和成就。特曼教授所蒐集的資料檔案橫跨31年，每名參與者有數千種資料可供給各種不同領域的研究。

又經過20年不斷的連續蒐集、分析和研究，傅利曼和馬丁教授們有重要且意想不到的觀察和結論[11-2]。他們認為長壽與性格、事業及社交生活有直接的關係：個性認真盡責，人緣

好但不會因而受到不良習慣影響，適度樂觀，適度擔憂，都是長壽的因素。

很多健康與疾病的問題並不全是運氣好壞，而是與個人的行為有關連的，性格的差異、生命過程的經驗等都會影響一個人的健康。風險因素與避免方法相互作用，決定我們的健康和壽命。而我們的生命過程、生活習慣，是由我們的性格、知識、婚姻、家庭、友誼、宗教信仰及社會關係累積而成的。

傅利曼和馬丁教授的研究所發現的新見解，與以前一般所想的不盡相同。這些要點整理於下。

個人因素

1. 較認真盡責的小孩或成人最長壽。這是預測長壽的最佳指標。

這種特質包括節儉、毅力、注意細節及負責任。具有這種性格的人比較會積極注意自己的健康，不願從事風險較高的行為，如使用菸酒、開快車、不繫安全帶等等。

11-2 Friedman, Howard S., PhD and Martin, Leslie R., PhD, *The Longevity Project*, 2010, Hudson Street Press.

長壽名人堂

特曼博士（Lewis Madison Terman, PhD, 1877~1956）

美國教育心理學家。曾任美國心理學會主席，1910 年任教於史丹佛大學，1922~1945 年為心理學系主任，是著名的優生學家（eugenicist）、人類改進基金會（Human Betterment Foudation）會員。

1916 年發表「史丹佛修訂版比 - 西智力量表」（Standford Revision of the Binet-Simon Scale），其修正版於 1937 年和 1960 年發表。這個測驗的原作者法國的比奈（Binet）和西蒙（Simon），目的是要檢定和幫助成績較差的學童，但是特曼提議用此智商（IQ）測驗分類學童，分配適合的職業。他認為 IQ 是天生的，最能預測一個人的成功。

1921 年，特曼開始天才的遺傳研究（Genetic Studies of Genius），長期研究有天賦的兒童。他發現天賦兒童都很健康，個性正常，多數在學術上和社交方面都很成功，離婚率低，很少有一般人所想的負面刻板印象。他的研究對象包括女性，但是似乎未包括少數族裔。

特曼希望這個研究一直繼續到最後一名參與對象退出或死亡，因此把此研究交給他的同事，也是研究對象之一的西爾斯（Robert Richardson Sears），在他死後繼續下去。

特曼後來加入人類改進基金會。這個組織支持加州法令，強制執行不孕手術。他的兒子佛瑞德瑞克（Frederick Terman）後來成為史丹佛大學校長，大力擴充科學、統計學和工程學領域，使史丹佛大學成為世界一流學府，奠定了矽谷電子工業的產生和發展。

這種人比較會遵照醫師的服藥和其他治療指示。他們會努力了解病情和治療方法，較會遵照健康的生活習慣，發揮正面效果，提高健康長壽的機率。即使是安慰劑（placebo），遵照醫師指示服用者的健康和存活率都較高。可見病患的個性及態度有某種程度的治療效果。

有責任感的人會避開暴力橫死的危境。這種性格會讓你創造出較健康的環境，也可以發展出較美滿的婚姻、較穩固的友誼及較健康的工作環境，自然而然的走向健康長壽之路。

相反的，較不認真盡責的人，比較不會遵守健康的生活習慣，因而可能罹患高血壓、糖尿病、關節炎等慢性病。

好消息是，認真負責的性格不是生來就不變，而是可以逐步改進培養的。

2. 人緣好不一定活得老。

社會連結很重要，但是這種連結可能有益也可能有害，所以只看善交際這一點，不能斷定是不是就可以長壽。如果你天性就喜歡寧靜、獨處與自省、不喜歡社交活動，也不必擔心。

善交際的小孩長大後，也許較難抵擋社會壓力，養成不健康習慣，抽菸喝酒；但是一個人若能表現善交際且認真負責的態度，就不會養成不健康的行為。發揮善交際的優點，慎選交往對象，就能長期健康。要練習與人互動，成為別人想要與你

互動的人。

3. 樂觀、無憂無慮的小孩比正經穩重的小孩短命。

樂觀對健康的好處是鼓勵一個人採取對健康有益的行為，但是過度樂觀的人遭遇到意外困境時，可能會驚慌不知所措、承受不了。在這種情形下，稍微會擔憂的人反而能夠承擔。

開朗的小孩可能是把生活中某些困擾隱藏起來，不然就是沒有意識到或低估周圍的危險，對可能危害身體的事情不夠在意，長大後容易養成不良健康習慣。

魏郎德博士（George Viallant）主持的哈佛成人發展研究（Harvard Study of Adult Development），從1930年代開始就追蹤250名哈佛大學生的生活。他的結論是以成熟的態度面對生活、維持社會關係的人，情況最佳，也會有穩定的婚姻和健康的習慣。有些人的生活型態會導致健康與快樂，有些會走向疾病與悲傷。但快樂不是健康的原因，悲傷也不是疾病的原因。快樂和悲傷，健康和疾病都是生活型態的結果。

4. 神經質（容易擔憂、情緒化、緊張、憤怒、沮喪）可能活得更長。

較易煩惱的男性，晚年容易生病與不快樂，但是比較不會早死。如果同時又是認真盡責，更可能活到老。容易擔憂的年

老男性可能很會照顧自己，觀注身體出現的症狀，反而更會注意養生。

5. 隨和（友善、樂於與人合作、信賴別人、對人和氣）不是長壽的秘訣。

隨和、不自私的人比較快樂，但是隨和本身不是長壽的秘訣，社會連結才是對健康與長壽有真正影響的因素。快樂對健康的影響常被過分高估或誤解。快樂不等於健康，有時候擔心才是好事。

6. 災難性思考者往往較早死。

每個人對同一件事有不同的解讀和反應。遇到一件不好的事情時，災難性思考者（catastrophizer）可能會感到危險，但是比較樂觀的人可能看到機會。災難性思考者是對已發生或可能發生在自己身上的事情過度誇大，杞人憂天。災難性思考者較早死，尤其是男性。主要死因是意外或暴力。

社會支持與宗教信仰

社會支持（social support）是一個人與社會網絡──親戚朋友及社區──的關係。為了確立與長壽有關的社會支持，傅

利曼和馬丁教授們觀察研究對象退休前後的各種社會支持和其後20年的死亡風險關係。結果發現擁有龐大社會網絡的人比較長壽，但是很意外的發現這種效果並不是因為感受到愛與關懷，而是來自幫助別人的結果。經常關心別人、幫助別人、為別人提供意見的人較長壽。

建立這種社會支持可以透過多種不同管道，宗教、社區團體或其他有意義的組織都是很重要的社會網絡，重點是實際幫助別人，而不是感覺到自己有社會聯繫而已。

傅利曼和馬丁教授們的研究顯示，男性在中年時期的宗教信仰對壽命並無太大影響；但是有宗教信仰的女性就不一樣，可能會較長壽。這類女性的性格在小時候就比一般小孩謹慎、慷慨、無私；十幾歲時特別溫柔並富同情心，與家人的關係密切；長大後比較快樂，也比較服從權威，對將來感到樂觀。更重要的是，她們較外向且熱心參與社區活動。

有宗教信仰的女性一般較友善，也較會擔憂，對長壽有一定的正面影響。宗教只是她們個人性格的很重要表現。聰明且富於生產力的較沒有宗教信仰的女性，大多不外向，也不相信他人，通常自小到老就是如此。婚姻情況比較不良好，也比較不熱心助人，最不長壽。

宗教對男性的健康長壽，影響力遠不如事業和家庭等其他因素。男性較依賴妻子維持社會連結，所以宗教的影響較小。

獨身的男子若能與朋友、同事或其他管道維持密切關係，也能達到長壽的目的。

宗教活動對長壽的影響是基於社會網絡和社區參與，而不是焚香祈禱之類的行為所致，因此電視的傳道節目恐怕沒有正面作用。

婚姻與愛情

(1) 人生伴侶

配偶在日常生活中確實有很大的好處而且能夠互相幫助，在很多方面有益健康，但是傅利曼及馬丁教授們的研究顯示，婚姻與健康長壽的關係既不單純也不明顯。他們把婚姻狀態分為四類，各類的壽命狀態列在**表11-1**。.

(2) 性生活

妻子高潮頻率較高者較長壽。性生活滿意度與幸福的婚姻有關，相對的幸福的婚姻也會造就滿意的性生活。滿意的性生活和幸福的婚姻兩者是健康與長壽的良好指標。

男性化vs.女性化

我們都知道女性一般比男性長壽（可參照**表2-1**），但是

表 11-1　婚姻狀態與壽命

婚姻狀態	男	女
	最長壽	最長壽
穩定已婚	小時候就是認真盡責，很有韌性；會選擇好的對象。 未婚前已經快樂，婚後也快樂。 丈夫在婚姻中的幸福程度是預測夫妻雙方數十年後的健康與幸福的關鍵。妻子的幸福程度無法預測丈夫將來的健康。 丈夫若不友善，難相處，會影響妻子的幸福；若是妻子不友善，難相處，則對丈夫的影響較小。 「丈夫幸福，妻子就幸福」，而不是「妻子幸福，人生就幸福」。	
穩定單身	第二長壽	介於穩定已婚和再婚者之間
再婚	第三長壽	比穩定已婚者稍微不長壽
	再婚後持續越久，前次離婚的惡果越小。	
離婚	長壽的機率較低	幾乎與穩定已婚者一樣長壽
	曾面對離婚的壓力（最大的社會壓力之一），離婚後會導致不健康的生活習慣。 短命：離婚只是問題之一，性格特質與生活型態也有關係。婚姻對健康的一些好處，其實是基於認真盡責的性格、父母沒有離婚等。	

並不完全了解這個差異的原因,而且兩性的男性化與女性化的程度對壽命的影響也較少受到討論。

男女性格的差異,可分為生物性別(biological sex)和社會性別(social gender)。前者是生理的,指的是染色體是XY或XX所決定的男性或女性;後者是心理社會的分類,也就是典型的男性化特質和女性化特質。例如女性一般是溫柔型,但是也有較有男性化性格的;男性也有較女性化的溫柔細膩,或較剛毅的男子漢型。男子女性化或女子男性化的性格,與同性戀完全無關,是兩回事。

男性化的男性,特徵是壯碩、喜歡體力運動、偏好冒險。男性化的女性有較男性化的習慣,會喝酒、賺錢較多。較男性化的工作包括機械工程、發明家、飛機駕駛、運動教練、從事競賽性運動,較女性化的工作為室內設計師、社工、口譯、兒童相關工作、諮商師及景觀園藝師等。

一般而言,女性壽命比男性長5~7年。除了女性的生物性別,女性化社會特質是很重要的因素,而女性化特質的特點是社會連結。家庭與社區的連結對一個人的健康有很重要的影響。參加宗教活動對健康的好處,部分來自與他人維持有意義的關係。與配偶親密的關係也有益健康長壽。

男性化的特質是獨立、積極爭取,因而創造具體的成就,但是較難加強人際關係。不論男性或女性,能夠加強女性化特

質，進而增進人際關係與社會連結，就經得起人生的困難，延年益壽。

傅利曼和馬丁教授們的研究顯示：不管男性或女性，如果較男性化，所承受的死亡風險都較高；相反的，如果較女性化，不管男性或女性，其風險較低。女性之所以比較長壽，不只是生物性別，女性化的社會特質也很重要。男性化與女性化特質和壽命的關係概括在**表 11-2**。

長壽特質要維持

傅利曼和馬丁教授們研究的對象都是聰明健康的小孩，雖然很多活到 70 歲以上，卻也有不少在 50、60 歲就去世。根據上面討論所發現的各種長壽因素，我們可以用心規劃，充分掌握自己的人生，培養堅持到底的毅力，用心經營人際關係，參與社區活動，終生繼續不斷的追求有意義的人生，就可以自然的走向健康、長壽的路上。

童年時的性格、生活習慣，如體力活動，對一個人長壽的影響似乎沒有晚年時的生活習慣那麼大。很多長壽的特質與傾向，雖然是童年就開始出現，但是很少是固定不變的。如果能夠在成長過程中改進，在晚年繼續維持，才有益長壽。如果童年時不好動，只要後來增加並維持活動量也會較長壽。這類活

表 11-2　**男性化特質、女性化特質與壽命**

	男性化特質	女性化特質
性別角色	社會對男性或女性適合扮演的工作有不同的見解與期待。	
	承擔家庭經濟，工作環境不友善。小時候情緒化的男性長大後死亡風險高。	傳統居家活動為主，情感內涵的角色，無風險。
壓力因應方式	訴諸於酒。	社會觀念改變，女性接受男性化工作後，因應方式也變為男性化。
社會連結	不承認弱點或向外求助；較內向，不善交際；社會支持網路不足。極端男性化者，情感上易與人保持距離。	比較會讓人知道自己的問題、身心症狀，承認需要幫助、尋求關懷。
喪偶	死亡風險增加，心碎而死。失去社會連結，失去活下去的意願。沒有妻子提醒健康的生活。但是較敏感、神經質、易擔憂的性格的男人較會照顧自己，所以死亡風險減半。	影響小，很多喪偶的女性比婚姻者長壽。

動，並不是來自跑步、馬拉松或健身房等，而是來自日常生活中養成經常活動的好習慣。同樣的，認真盡責的特質也要在長大後繼續保持才有用。如果一個人是在成長中才逐步發展出堅毅與謹慎的特質，一樣可以延長壽命。

總而言之，堅毅、謹慎、努力、與朋友維持密切關係、參與社區活動、日常從事自己喜歡的體力活動、回饋社會、美滿的婚姻、努力過著有意義的人生，就是健康長壽的大道。

結語　創造長壽靠自己

　　美國人的平均壽命從1900年的47歲增加到現在的77歲，足足多了30歲。這並不是說現在的人比100年前的多活30年。平均壽命是一種平均值，從前的嬰兒死亡率、傳染病和其他疾病的死亡率都高，所以把平均壽命值往下拉。這100年來，公共衛生、醫藥及生活環境的改善，使嬰兒、小孩、母親生產及老人的死亡率降低，因而提高了壽命的平均值。現在這些因素幾乎完全消除了，此後能夠改善的其他死亡因素很少，想再提高平均壽命，只有延長70歲以上的人的壽命。有人估計，即使我們能夠完全杜絕老人的所有疾病死因，頂多也只能再增加壽命15年到90歲。事故、自殺、他殺或生物老化過程會使我們離開這個世界，無法長生不老。

　　人的最高壽命（maximum life span）紀錄是122歲。這種歲數稀有，不是多數人能夠達到的。我們的壽命受基因（10~20%）與環境和生活習慣（80%）的影響，大部分的人在達到這樣高齡以前早就離世。人的基因在過去數百萬年一直都

沒有改變。1900年代或更早期的人，如果生活在我們現在這樣的環境，也會跟我們一樣長壽。

老化避不掉

醫藥的進步，尤其是對高齡健康的了解，使我們能夠治療高齡者的疾病，但是只能夠影響老化的程度，還不能改變老化的過程本身。目前我們尚不了解人的老化生物過程，所以無法操控、改變或避免老化過程。

既然如此，所謂的「抗老化醫學」（anti-aging medicine）——緩和、停止或逆轉老化——的想法，現在還是做不到的。現代科學能做到的只有醫治高齡疾病、延長生命，但是不能改變老化的生物過程。藥物、維他命或荷爾蒙都不能改變老化，化妝品、手術、染髮劑可以遮掩老化現象，但是不能延後、停止或逆轉老化。健康長壽，目前只有預防，定期做健康檢查，小心遵守飲食、運動等方法，這樣就可以使一個人健康地活到人的最高壽命。

自由基老化論（free-radical theory of aging）是有科學根據的，但是服用抗氧化劑有用嗎？目前尚無足夠的證據顯示對延緩老化速度有幫助。但是蔬菜／水果含有抗氧化成份，可以促進健康、降低心臟病、癌症、白內障等的疾病風險。

　　有些荷爾蒙，如生長激素（growth hormone）、睪固酮、雌激素和黃體激素（progesterone）等，對某些與老化有關的生理變化有幫助。在醫師嚴密的監督下，某些荷爾蒙補充劑對某些人有益，但是從未有科學證據顯示荷爾蒙能夠延緩、停止或逆轉老化。有些荷爾蒙製劑還會有負面的作用，甚至縮短壽命。

　　動物實驗顯示，限制熱量（calorie restriction，熱量攝取比正常低30％）的老鼠較長壽。但是這種方法不能以人為對象實驗證明，因為至少需要100年才能完成。在飢荒缺乏糧食時，動物似乎有基因發動緊急後備機制，暫停傳宗接代的功能，把所有的資源轉用以維護健康，維護生命。

　　動物老化並沒有基因在指揮控制。新陳代謝使細胞內分子秩序混亂，而動物具備有多層精密設計的重複生理功能，能修補和克服這些動物體的混亂所產生的傷害，使其繼續生存到完成傳宗接代的任務。因為地球環境惡劣，資源有限，生物演化的過程有利傳宗接代，但是不利其後的繼續生存。有限的資源最好用在生產子女並養育到性成熟，而不浪費在延年益壽。

　　但是聰明的人類學會了降低惡劣環境的威脅，所以多層重複的生理功能使人類及家畜在完成傳宗接代後還有足夠的資源繼續活下去。這樣的基因從未能制止老年人口的死亡率突然增加──老化的重要標記──所以這些基因對老化的作用似乎是

關於生命階段的改變，如生長和成熟，而不是老化過程的變化。上述的演化理論表示，事先安排注定某個老化程序的基因並不存在。

我們通常以平均壽命表示人口的健康狀態。事實上差異（variation）是自然界的重要本質，平均反而是個抽象的觀念。自然界並沒有以固定不變的法則同樣的加諸於每一個人，我們每個人都不一樣，無法以平均代表。重要的是我們要了解自己站在離平均（不管是77歲還是90歲）的那個相對點和多遠。

如果用統計學上的常態分佈鐘形曲線（bell curve），我們可以檢討自己站在這曲線的哪個點：左邊還是右邊？離平均有多遠（如**圖12-1**）？

要長壽，就要站在圖中平均值的右邊，而且要離平均值遠一點。這是你個人的選擇，可以靠自己創造。

創造長壽靠自己

最後，我們以數項簡潔的原則總結本書：

(1) 相信自己會長壽，擬定實行計畫

長壽是自我實現的預言。如果你有健康長壽的意願和實行計畫，你每天的行為就會朝這方向走，自然就會有健康的長壽

圖 12-1　死亡年齡分佈圖

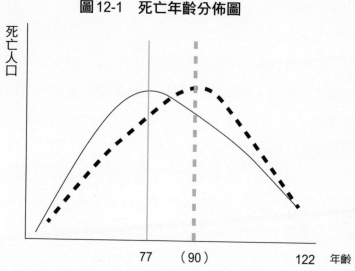

路途是自己設定的，而不是消極的接受現狀或聽人安排的。要活到101歲是你自己的責任，不是別人、醫師、家族可以替你做的。

(2) 評估風險行為，減少疾病和死亡的機率

日常就要養成避免風險的習慣，即使是機率小的事也要注意。例如避免跌倒等意外事故，或導致中年死亡的生活習慣。車子要選擇堅固的、使用安全帶、遵守交通規則。

(3) 身心要用才不會退化

肌肉和骨頭本就是要讓你用的，所以每天在日常生活中都要動用身體各部分，包括有氧運動、阻力運動、柔軟運動和保

持身心平衡。

(4) 飲食

要採用以蔬菜／水果等植物和深海魚、草飼動物為主的平衡飲食，攝取平衡的 ω-6和 ω-3脂肪酸。避免高卡路里或精製食品。

(5) 休息

健康身體的三要素是飲食、運動和休息，所以要有充分的休息。匆忙的生活習慣減少我們的休息和娛樂時間，引起生活壓力，是很多疾病的原因。讓你的身心有機會喘息，不要靠醫藥。

(6) 參與周遭、外界的活動

心、靈和身體一樣，如果不用就會退化，所以要積極參與社區與外界的活動。注意和避免自己與社區脫離的傾向。繼續參與家庭、社會、國家和世界的事務所得到的好處是醫藥所不能提供的。不要以年齡決定什麼時候退休，工作對健康有很大的好處。除非你有另外相等的激勵和繼續成長的機會，就不應該退休。

(7) 尋找人生的意義

因為每一個人都不同，所以你要自己決定什麼是對你有意義的人生。這是屬於非常私人的獨特決定，所以你必須從自己的經驗中創造出你的有意義的人生。這可以說是我們對周遭世

界的回饋，因為我們有幸生活在這個世界。

(8) 承擔責任，掌控自己的命運

「活下去的責任」就是要自己決定生命的內容和長度。你要自己積極的設計和創造，不是任由父母、兒女、老師、上司或其他人替你決定。你如何主宰自己的生命才是成功的關鍵。你要控制、要面對、要改進。我們要求權利的同時，也要接受責任。老人是社區和國家的資源，不是負擔。鼓勵和接受責任使我們更充實。

(9) 老化是生命正常的過程

老化不是病，是每個人都會經歷、不可避免的正常生命歷程。我們要務實，但不是消極的接受。我們要了解自己的身體，了解身體內部的互動，注意身體在告訴你什麼，學習身體的一切。你應該知道的，不要靠醫師告訴你。你最好的醫師就在你的身體裡面，外面的醫師只是你的老師和顧問。

長壽名人堂

2009年11月9日的美國《財星》（*Fortune*）雜誌刊登簡短一篇八位80歲以上還很活躍的公司主管。這裡選擇年紀最大的四人並補充報告他們的最近資料。

Walter J. Zable

2009年：94歲，Cubic Corporation執行長兼總裁。Zable在1951年創設了他的國防科技公司。這位大學時代的美式足球明星仍然每週工作5天，沒有退休的計畫。2012年：97歲去世。

Kirk Kerkorian

2009年：92歲，Tracinda Corporation執行長兼總裁。投資福特公司的時機錯誤和他的賭場娛樂公司股票大跌，使這位拉斯維加斯娛樂業始祖蒙受重大損失（他說他活得太久，如果早一年過世就不會遭受這個大損失）。不過如果他最大的投資MGM Mirage回升的話，就沒事了。2012年：95歲，「富比士400大富豪」（Forbes 400）第142位，「世界億萬富豪」（World's Billionaires）第344位，淨值29億美元。身體健康。他的學歷是高中畢業，白手起家。

Sumner Redstone

2009年：86歲，Viacom、CBS、National Amusement的董事長。這位媒體大亨還要面對很大的挑戰，他一邊在掙扎控

制他的巨大王國，一邊還要與親生女兒展開公開的爭執。
2012年：89歲，「富比士400大富豪」第91位，「世界億
萬富豪」第242位；淨值40億美元。他說他非常健康，比20
歲時還健康。他每天走、跑、騎車、游泳，他說他有無限精
力。近幾年他捐了1.3億美元給數家公益機構，並宣稱以後
還會持續樂捐。他說這不算是慈善，因為這使他感到幸福。
2001年出版自傳 *A Passion to Win*，現在開始寫第二本書。他
強調，儘管這麼的活躍忙碌，他還要繼續參與公司的經營。

David Murdock

2009年：86歲，水果和房地產大亨。2007年從Dole Food
下台，2009年又上台，因為該公司遭遇週轉不靈。他的長壽
秘訣：大量的水果、蔬菜、每天運動、不吃藥（包括阿斯匹
靈）。2012年：89歲，「富比士400大富豪」第130位，「
世界億萬富豪」第376位；淨值30億美元（2011年3月）。

第三任太太在43歲因癌症去世後，他追求活到125歲，因
此花5億美元在北卡羅來納州設立科學研究所探求他的信念
，也就是攝取豐富的多種類植物可以達到最健康和最長壽的
境界。他的幾項長壽的方法是：每天2~3次吃20種水果和蔬
菜，包括香蕉皮和橘子皮。攝取大量的海產、蛋白、豆類和
堅果，避免紅肉、家禽及乳製品。舉重、快走和飲食以保持
140磅的體重。不吃、不用任何藥物，包括阿斯匹靈、局部
麻醉。

中英名詞對照

20碳5烯酸／eicosapentaenoic acid, EPA

22碳6烯酸／docosahexaenoic acid, DHA

C-反應蛋白／c-reactive protein

X症候群／syndrome X

α次亞麻油酸／α-linolenic acid, ALA

β胡蘿蔔素／β-carotene

ω-3（亞米加三）脂肪酸／omega 3 fatty acid

ω-3指數／ω-3 index

ω-6（亞米加六）脂肪酸／omega 6 fatty acid

一～四劃

一氧化氮／nitric oxide, NO

人類皰疹病毒8型／human herpes virus type 8

三酸甘油酯／triglyceride

大豆異黃酮苷素／daidzein

川流基金會／The Chuan Lyu Foundation

中國營養研究／China Study

內皮鬆弛素／endothelium-derived relaxiog factor, EDRF

升糖指數／glycemic index, GI

升糖負荷／glycemic load

反式脂肪酸／trans fatty acid

巴金森症／Parkinson's disease

巴恩／Hans Olaf Bang

巴瑞特氏化生／Barrett's metaplasia

心因性猝死／cardiac sudden death

文恩爵士／Sir John R. Vane

木聚糖／lignans

五劃

世界衛生組織／World Health Organization, WHO

出生時平均壽命／life expectancy

at birth

加州公共政策研究所／Public Policy Institute of California, PPIC

加德立安／Parviz Ghadirian

半必需脂肪酸／semi-essential fatty acid

半必需胺基酸／semi-essential amino acid

卡波西氏肉瘤／Kasposi's sarcoma

卡路里限制協會／Calorie Restriction Society

卡樂蒙／Jeanne Louise Calment

卡羅琳學院／Karolinska Institutet

司馬波羅／Artemis Simopoulos

史拉西／Erol Cerasi

巨量營養素／macronutrient

左旋精胺酸／L-arginine

左旋麩醯胺酸／L-glutamine

布維特納／Dan Buettner

必需脂肪酸／essential fatty acid

玉米黃素／zeaxanthin

生物素／biotin

生長激素／growth hormone

甲硫氨酸／methionine

白3烯素／leukotriene

白內障／cataract

白藜蘆醇／resveratrol

六～七劃

伊谷那羅／Louis Ignarro

全穀物／whole grain

合成酶／synthase

多酚／polyphenols

多發性硬化症／multiple sclerosis

多醣類／polysaccharides

多囊性卵巢症候群／polycystic ovary syndrome

安慰劑／placebo

肌肉減少症／sarcopenia

自由基老化論／free-radical theory of aging

自然殺手細胞（NK細胞）／natural killer cells

自體免疫性疾病／autoimmune disorder

血吸蟲病／schistosomiasis

血紅素／hemoglobin

血栓／thrombus

血栓症／thrombosis

anti-inflammatory drugs,
NSAIDs

九劃

侯曼／Ralph Holman

前失智症／pre-dementia

前列腺素（攝護腺素）／
prostaglandin, PGE

前列環素／prostacyclin

前花青素／proanthocyanidins

前糖尿病／prediabetes

哈佛成人發展研究／Harvard
Study of Adults Development

幽門螺旋桿菌／Helicobacter
pylori

建議攝取量／Recommended
dietary allowance, RDA

急性治療系統／acute care system

柏格斯托洛姆／Sune Bergstrom

柯代恩／Loren Cordian

洋元荽黃素／apigenin

紅橘黃酮／tangeritin

美國老年醫學會／American
Geriatrics Society

美國疾病管制中心／Center for
Disease Control and Prevention

美國國家科學院／National
Academy of Science

美國國家衛生研究院／National
Institute of Health, NIH

美國國家癌症研究院／National
Cancer Institute

美國聯邦醫藥保險／Medicare

《美國醫學協會期刊》／
*Journal of American Medical
Association*

胃炎／gastritis

胡蘿蔔素／carotenoid

茄紅素／phytoene

迪伯拉克／Harold Dvorak

香菇多醣／lentinian

十劃

家樂，威爾／Will Keith Kellogg

家樂，約翰／John Harvey
Kellogg

氧化壓力／oxidative stress

特曼／Lewis Terman

狼瘡／lupus

《琉球計畫》／*The Okinawa
Program*

脂肪酸比率／fatty acids ratio

蛋白酶抑制劑／protease inhibitor

部分氫化／partial hydrogenation

部分氫化油／partially hydrogenated oil

陳君石／Junshi Chen

陳黃皮酮／nobiletin

麥胚凝集素／wheat germ agglutinin, WGA

酚／phenols

十二～十三劃

最大心跳率／maximum heart rate

最後脈搏率／final pulse rate

斑塊／plaque

斑螯黃素／canthaxanthin

普來司／Weston A. Price

植物固醇／phytosterol

植物性化合物／phytochemicals

植物雌激素／phytoestrogen

番茄紅素／lycopene

發炎性腸道疾病／inflammatory bowel disease

發炎指數／inflammatory index

發炎指標／inflammatory marker

腎衰竭／kidney failure

華福德／Roy Walford

開放性傷口／open wounds/ laceration

間皮瘤／mesothelioma

黃豆黃素／glycitein

黃酮／flavonoids

黃體激素／progesterone

微量營養素／micronutrient

微量礦物質／microminerals

感染／infection

《新英格蘭醫學期刊》／*New England Journal of Medicine*

新陳代謝症候群／metabolic syndrome

睪固酮／testosterone

腹部主動脈瘤／abdominal aortic aneurysm

腹瀉症／celiac disease

葉黃素／lutein

葉酸／folic acid

葡萄糖耐性／glucose tolerance

葡萄糖負荷試驗／glucose response test

鼠尾草醇／carnosol

十四～十五劃

羥化脂肪酸／hydroxylated fatty

膽固醇酯／cholesterol ester
膽酸／bile acid
趨化性／chemotaxis
韓保／Mato Hamberg
檸檬烯／limonene
薩文-謝來巴／David Servan-
　　Schreiber
薩姆威魯遜／Bengt Samuelson
《藍色地帶》／*The Blue Zones*
轉移生成物／metastasis
轉移癌／metastatic cancer
轉麩胺醯胺酶／transglutaminase,
　　TG
醫學研究所／The Institute of
　　Medicine, IOM
離子／ion
離子通道／ion channels

鞣花酸／ellagic acid
魏利克斯兄弟／Craig & Bradley
　　Willcox
魏周／Rudolf Virchow
魏郎德／George Viallant
魏德／Johm Witte

十九劃以上
羅福特／Rolf Luft
類20碳酸／eicosanoid
類風濕性關節炎／rheumatoid
　　arthritis
纖維蛋白元／fibrinogen
蘿蔔硫素／sulforaphane
體重過重／overweight
體適能／fitness

國家圖書館出版品預行編目（CIP）資料

健康的101歲／李華林著. -- 初版. -- 臺北市：
　遠流, 2014.07
　　面；　　公分. --（健康生活館；67）

　　ISBN 978-957-32-7439-1（平裝）

　1.健康法　2.長生法　3.養生

411.1　　　　　　　　　　　　103010161

健康生活館67

健康的101歲

作　　者——李華林
執行主編——林淑慎
特約編輯——陳錦輝
美術設計——陳春惠

發 行 人——王榮文
出版發行——遠流出版事業股份有限公司
100台北市南昌路二段81號6樓
郵撥／0189456-1
電話／（02）2392-6899　　傳真／（02）2392-6658
法律顧問——董安丹律師
著作權顧問——蕭雄淋律師
□2014年7月1日　　初版一刷
行政院新聞局局版臺業字第1295號
售價新台幣280元（缺頁或破損的書，請寄回更換）
ylib.com 遠流博識網　http://www.ylib.com　E-mail: ylib@ylib.com